睡眠障碍病例集

陆 林 主编

U0256751

北京大学医学出版社

SHUIMIAN ZHANG'AI BINGLIJI

图书在版编目（CIP）数据

睡眠障碍病例集 / 陆林主编 . —北京：北京大学医学出版社，2023.3（2025.3 重印）

ISBN 978-7-5659-2703-4

Ⅰ.①睡…　Ⅱ.①陆…　Ⅲ.①睡眠障碍－病案－汇编　Ⅳ.① R749.7

中国国家版本馆 CIP 数据核字（2022）第 153989 号

睡眠障碍病例集

主　　编：陆　林
出版发行：北京大学医学出版社
地　　址：（100191）北京市海淀区学院路 38 号　北京大学医学部院内
电　　话：发行部 010-82802230；图书邮购 010-82802495
网　　址：http://www.pumpress.com.cn
E-mail：booksale@bjmu.edu.cn
印　　刷：北京信彩瑞禾印刷厂
经　　销：新华书店
责任编辑：袁帅军　责任校对：靳新强　责任印制：李　啸
开　　本：710 mm×1000 mm　1/16　印张：11　字数：215 千字
版　　次：2023 年 3 月第 1 版　2025 年 3 月第 3 次印刷
书　　号：ISBN 978-7-5659-2703-4
定　　价：48.00 元
版权所有，违者必究
（凡属质量问题请与本社发行部联系退换）

本书由
北京大学医学出版基金资助出版

编委名单

主编

陆 林 北京大学第六医院

副主编（按姓名汉语拼音排序）

韩 芳 北京大学人民医院

孙洪强 北京大学第六医院

唐向东 四川大学华西医院

叶京英 清华大学附属北京清华长庚医院

詹淑琴 首都医科大学宣武医院

编委（按姓名汉语拼音排序）

高雪梅 北京大学口腔医院

葛义俊 安徽医科大学附属巢湖医院

韩 芳 北京大学人民医院

李 宁 首都医科大学宣武医院

李庆云 上海交通大学医学院附属
瑞金医院

李 韵 汕头大学医学院

陆 林 北京大学第六医院

马建芳 上海交通大学医学院附属
瑞金医院

时 杰 北京大学医学部

宿长军 空军军医大学第二附属医院

孙洪强 北京大学第六医院

唐向东 四川大学华西医院

王春雪 首都医科大学附属北京
天坛医院

王育梅 河北医科大学第一医院

王 赞 吉林大学白求恩第一医院

吴慧涓 海军军医大学第二附属医院

许志飞 首都医科大学附属北京
儿童医院

叶京英 清华大学附属北京清华
长庚医院

詹淑琴 首都医科大学宣武医院

张 斌 南方医科大学南方医院

张继辉 广州医科大学附属脑科医院

张 宁 南京脑科医院

赵忠新 海军军医大学第二附属医院

编者（按姓名汉语拼音排序）

陈柏欣　汕头大学医学院
陈国艳　空军军医大学第二附属医院
程金湘　空军军医大学第二附属医院
丁　岩　首都医科大学宣武医院
董　平　北京大学第六医院
高雪梅　北京大学口腔医院
葛义俊　安徽医科大学附属巢湖医院
韩　芳　北京大学人民医院
矫黎东　首都医科大学宣武医院
李　娜　北京大学第六医院
李　宁　首都医科大学宣武医院
李庆云　上海交通大学医学院附属
　　　　瑞金医院
李桃美　四川大学华西医院
李月真　首都医科大学附属北京
　　　　天坛医院
李　韵　汕头大学医学院
陆　林　北京大学第六医院
马建芳　上海交通大学医学院附属
　　　　瑞金医院
倪照军　北京大学第六医院
牛松涛　首都医科大学附属北京
　　　　天坛医院
丘　健　中国人民解放军93514部队
　　　　医院
时　杰　北京大学医学部
宿长军　空军军医大学第二附属医院
孙菲菲　河北医科大学第一医院
孙洪强　北京大学第六医院

孙亚麒　河北医科大学第一医院
谭　璐　四川大学华西医院
唐向东　四川大学华西医院
田亚云　河北医科大学第一医院
王春雪　首都医科大学附属北京
　　　　天坛医院
王　佩　上海交通大学医学院附属
　　　　瑞金医院
王　铄　首都医科大学附属北京
　　　　天坛医院
王育梅　河北医科大学第一医院
王　赞　吉林大学白求恩第一医院
吴慧涓　海军军医大学第二附属医院
项晋昆　清华大学附属北京清华
　　　　长庚医院
许志飞　首都医科大学附属北京
　　　　儿童医院
叶京英　清华大学附属北京清华
　　　　长庚医院
詹淑琴　首都医科大学宣武医院
张　斌　南方医科大学南方医院
张　红　清华大学附属北京清华
　　　　长庚医院
张继辉　广州医科大学附属脑科医院
张　宁　南京脑科医院
张　宁　首都医科大学附属北京
　　　　天坛医院
张亚男　吉林大学白求恩第一医院
赵显超　空军军医大学第二附属医院

编写秘书（按姓名汉语拼音排序）

邓佳慧　北京大学第六医院
董　平　北京大学第六医院
孙　伟　北京大学第六医院

前 言

　　睡眠是人类不可或缺的基本生命活动之一，占据着生命三分之一的时间。随着社会压力的增大和疾病谱的改变，睡眠障碍的发病率逐渐升高，严重影响人们的身体健康和生活质量。据统计，全球范围内睡眠障碍的发病率为9%～15%。常见的睡眠障碍包括失眠障碍、睡眠呼吸障碍、不宁腿综合征和周期性肢体运动障碍、发作性睡病、异态睡眠、昼夜节律相关睡眠-觉醒障碍以及物质／药物所致的睡眠障碍等。与此同时，睡眠医学领域的科学研究及临床诊疗技术在我国飞速发展，随着诊断标准及防治指南相继出台，睡眠障碍的识别与诊治水平在睡眠专业和非睡眠专业医生中得到了很大的提升。然而，国内目前尚缺乏睡眠障碍相关的临床病例集。为了进一步提升睡眠医学临床工作者的专业技能，满足临床医生对复杂和罕见睡眠障碍的识别需求，促进睡眠医学临床工作者之间的学习交流，我们编写了《睡眠障碍病例集》。

　　本书分为两部分，第一部分对睡眠障碍进行概述，并介绍了睡眠障碍的流行病学、危险因素及评估和诊断，以帮助读者系统地、宏观地了解睡眠障碍。在第二部分中，我们通过实际的临床病例，展示睡眠障碍的诊断和治疗过程，并对该病进行深入地讨论和讲解。此部分的病例生动真实，引人入胜，同时病例讨论过程深入浅出，相信读者阅读后必将有所收获。

　　我们建议医务工作者在日常工作中，要注意对典型的、罕见的或者特殊的病例进行收集，充分评估并总结归纳病例的特点。这样不仅有助于培养临床思维、提升诊疗技能，还可以将病例报告作为论文发表。病例报告的重要作用和地位是其他类型论文不可取代的。《睡眠障碍病例集》将作为优秀病例报告的典范，希望能够成为医师撰写病例相关文章的重要参考书。

陆林　于北京大学第六医院

2023 年 1 月

目　录

第一部分

睡眠障碍理论知识

第1章 总 论

一、睡眠医学的概述

睡眠占据着生命三分之一的时间，是生命所必需的过程，人类的睡眠时间和模式是长期进化的结果，时代的改变并不影响人们对睡眠的需求，人的总睡眠时间并未发生显著改变。睡眠是机体复原、整合和巩固记忆的重要环节，是健康不可缺少的组成部分。睡眠脑功能在正常生命活动及重大疾病的发生中发挥重要作用。近年来，随着生活节奏的加快和社会压力的增加，睡眠障碍的发生率日益升高。常见的睡眠障碍包括失眠障碍、睡眠呼吸障碍、不宁腿综合征和周期性肢体运动障碍、发作性睡病、异态睡眠、昼夜节律相关睡眠-觉醒障碍等。据统计，全球范围内睡眠障碍的发病率为 9% ～ 15%[1]。睡眠紊乱不仅会降低生活质量，影响个人的学习、工作和生活，还会引发一系列躯体和精神疾病，同时也会导致严重的疾病负担和社会经济损失[2]。因此，重视和发展睡眠医学是保障全民身心健康的重要措施。

睡眠医学是临床医学的一个重要学科，具有综合性和交叉性，精神科、呼吸科、神经内科及医学影像科等均参与对睡眠障碍患者的诊治。"睡眠医学"这一概念于起源于 20 世纪中期。自 20 世纪 80 年代黄席珍教授在北京协和医院创立国内第一家睡眠呼吸障碍诊疗中心时起，我国的睡眠医学经历了从无到有，从小到大，从弱到强，从相对落后到全方位与世界现代睡眠医学发展前沿接轨的发展过程。截至目前，中国已有超过 2000 家医院和高校设立了睡眠医学中心或睡眠研究实验室，这表明我国睡眠医学事业正处于蓬勃发展的阶段[3]。

二、病例集的主要内容

我国已有多部常见睡眠障碍诊疗指南出台，例如，《中国失眠障碍综合防治指南》《中国发作性睡病诊断与治疗指南》《不宁腿综合征的诊断标准和治疗指南》《阻塞性睡眠呼吸暂停低通气综合征诊断和外科治疗指南》等，然而尚缺乏睡眠障碍相关的临床病例集。

为了满足临床工作的需要，临床相关科室的医务人员积极参加各种形式的睡眠医学学习班，学习讨论睡眠障碍的病例及其诊断与治疗方法。随着睡眠问题逐渐得到大众关注，睡眠医学的临床诊疗进入了蓬勃发展的时期，迫切需要为睡眠医学临床医师提供一本可供讨论和参考的病例集，同时也可以作为医学院校睡眠医学相关的教学材料。为此，我们编写了《睡眠障碍病例集》。本病例集力求让临床医生、医疗相关工作者能够更好地理解书中内容，因此，基本概念、临床病例等内容均写得深入浅出、循序渐进、清楚明白。本病例集涵盖了两大板块，主要为睡眠障碍概述和具体的不同睡眠障碍病例分析。

其中，第二章主要介绍了睡眠障碍的评估与诊断，并以六大类睡眠障碍的流行病学和危险因素作为开篇，力求能帮助读者对睡眠障碍形成系统、宏观的认识。最后的临床评估与诊断以及鉴别诊断的分析与处理，分析了病例疑难的原因和处理策略，层层深入，步步递进，给读者一些启发性思路。

本书的第二部分是睡眠障碍病例分析，涉及的临床病例范围极广，不仅涵盖了失眠障碍、睡眠呼吸障碍、中枢性睡眠增多、昼夜节律相关睡眠-觉醒障碍、异态睡眠、睡眠相关运动障碍以及物质/药物所致的睡眠障碍，还包括临床罕见、疑难、特殊的病例。我们通过对具体病例进行介绍和讨论，加深读者对各种睡眠障碍的认识。该部分病例生动真实、引人入胜，同时病例讨论过程深入浅出，相信读者在阅读的同时必将有所收获。

三、病例集的临床意义

本病例集的出版一方面是为了适应国内睡眠医学的发展，另一方面是为了满足临床医务工作者对睡眠相关知识的需求。本书填补了国内睡眠疾病相关病例集著作的空白，相信读者通过阅读本书将对睡眠障碍有系统性了解，能够在临床工作中更好地处理和应对睡眠相关疾病，甚至在未来的临床实践中发表相关病例报告等学术研究。

睡眠医学作为临床医学的重要分支，不应仅局限于疾病本身相关知识的介绍，临床诊断和治疗也是非常重要的一部分。《睡眠障碍病例集》收录的多为临床中常见的典型病例和遇到的特殊或罕见病例，凝集了专业睡眠医师的心血，本书文字表达生动形象，能够让读者身临其境。随着《睡眠障碍病例集》的出版，睡眠相关知识将得到更有效的普及，在一定程度上有助于精神科、内外科等各个科室临床医生对睡眠障碍疾病的诊断和识别，提高临床诊疗水平。临床医生通过学习本病例集中常见或罕见疾病的特殊临床表现、复杂共病的临床表现、影像学资料、诊断和治疗等，可进一步掌握疾病的特点和本质，并进行交流。

此外，《睡眠障碍病例集》实质上也是对临床病例的报道，这对于指导临床医生病历书写的重要性不言而喻。书写病历不仅能够对患者资料进行保存，便于日后查询，进而定期随访患者，提高患者治疗的依从性，保证疗效，还可以帮助医师不断总结工作中的得失，进一步提高诊治水平。一份好的睡眠障碍疾病的病历不应仅仅是简单地平铺直叙地罗列症状，而应当在客观描述的同时，对文字千锤百炼，恰如其分地描述，才能使读者身临其境，感受到病历的魅力。通过学习《睡眠障碍病例集》，想必临床对于睡眠相关疾病的病历书写会更上一层楼。

从科研角度来讲，病例报道是开启医学研究之门的钥匙。作为描述典型的或罕见的临床事件的唯一方式，病例报道记录了疾病的临床特征，包括患者起病情况、治疗状况以及预后，这些第一手资料为临床工作中形成各种研究假设提供了基础和资源，可据此引发一系列深入研究。因此，医务工作者在日常工作中，要注意对典型的、罕见的或者特殊的疾病进行收集，充分评估并总结归纳病例的特点，掌握病例报道的发表要求，尽可能将病例报道发表。在医学论文中，病例报道因其重要的作用和地位，是别的论文不可取代的。《睡眠障碍病例集》作为优秀病例报道的典范，能够成为医师撰写病例相关文章的重要参考书。

总而言之，从长远来讲，《睡眠障碍病例集》的出版对于临床医生管理睡眠障碍患者的规范化和合理化具有重要意义，是未来实现新药研究工程、临床观察、临床科研协作网络、诊断标准查询、睡眠研究方法查询和睡眠研究评价一体化的基础工作及重要的一环。

（陆林）

参考文献

［1］Margolin K. BRAF inhibition and beyond in advanced melanoma. Lancet，2012，380（9839）：320-322.

［2］Hillman D，Mitchell S，Streatfeild J，et al. The economic cost of inadequate sleep. Sleep，2018，41（8）. doi：10.1093/sleep/zsy083.

［3］师乐，陆林.我国睡眠医学的现状与展望.中华精神科杂志，2017，50（1）：5-7.

第2章 睡眠障碍评估与诊断

第一节 睡眠障碍简介

一、流行病学和危险因素

睡眠障碍是指睡眠量或质的异常，或是睡眠时发生某些临床症状。它既可以是独立存在的原发性疾病，也可继发于某些躯体或精神疾病。根据《睡眠障碍国际分类（第 3 版）》（International Classification of Sleep Disorders-3，ICSD-3）的分类标准，目前已经存在近 100 种确定的睡眠-觉醒障碍，主要可分为以下 6 类[1]：失眠障碍、睡眠呼吸障碍、中枢性睡眠增多、昼夜节律失调、异态睡眠和睡眠相关运动障碍。随着社会经济的快速发展和人们生活方式的改变，睡眠-觉醒障碍的发生率日益升高。睡眠-觉醒障碍的全球发病率约为 9% ～ 15%。而在我国，存在严重睡眠问题的比例约为 1/3。我们将对上述几类常见类型的睡眠障碍进行介绍。

（一）失眠障碍（insomnia disorder）

失眠障碍是临床最常见的睡眠障碍，可能表现为入睡困难、睡眠维持困难或睡眠时长短，影响日间功能[2]。

1.流行病学 在目前的研究中，由于失眠的定义、诊断标准、调查方法以及研究对象的不同，失眠障碍的患病率存在一定差异。

（1）中国人群的失眠障碍患病率约为 15%，且患病率随着年龄的增长而增加。

（2）慢性失眠症状的患病率在儿童、成人和老年人中分别为 4%、9.3% 和 38.2%。

（3）在所有的失眠症状中，睡眠维持困难、早醒和入睡困难占失眠人群的比例分别为 61%、52% 和 38%，以睡眠维持困难最为常见。

（4）失眠症状会随时间波动，符合失眠诊断标准的患者中约有 50% 呈慢性病程[3]。

2.危险因素 失眠障碍的危险因素有很多，生理因素、心理因素、社会因素、环境因素、不良睡眠习惯以及疾病和药物等都会对睡眠产生影响。

（1）年龄和性别：是影响睡眠的主要因素，失眠患病率随年龄增长而增加，女性的患病率显著高于男性，同一年龄段女性失眠的发生率是男性的2倍。

（2）家族史：失眠具有家族聚集性，有失眠家族史人群的新发失眠的风险增高，约为无家族史人群的3倍。

（3）应激事件、生活事件和不良情绪：这不仅是导致失眠的常见原因，还是失眠症状慢性化的重要维持因素。

（4）某些个性特征：比如神经质、焦虑特性及完美主义也是失眠的危险因素。

（5）不良生活习惯：噪声以及酗酒、睡前喝咖啡或浓茶、睡前玩手机或看电视、进食夜宵等不良生活习惯也会影响睡眠质量。长期连续的睡眠质量下降可导致白天疲倦以及头晕、头痛、记忆力下降等躯体症状。

（6）躯体疾病和精神障碍：也是失眠新发病以及迁延不愈的危险因素，大约有70%～80%的精神障碍患者存在失眠症状，而大约50%的失眠患者至少合并一种精神障碍。

（7）药物因素：糖皮质激素、免疫抑制剂等药物也会引起失眠症状，临床诊疗中若使用这些药物，应考虑到其可能引起的睡眠问题。

（二）睡眠呼吸障碍

睡眠呼吸障碍是另一种常见的睡眠障碍，其中以阻塞性睡眠呼吸暂停低通气综合征（obstructive sleep apnea hypopnea syndrome，OSAHS）为多见。OSAHS是一种以睡眠中反复出现的上气道塌陷所导致的间歇性缺氧和睡眠片段化为特征的疾病，主要表现为夜间鼾声、憋气、呼吸不畅，伴有晨起口干、头痛或日间思睡。

1. 流行病学　在30～70岁人群中，男女性患病率分别为34%和17%。最常见于中年男性和绝经后女性。OSAHS是导致心脑血管疾病并发症的高危因素。未经治疗的重度OSAHS患者病死率较普通人群高3.8倍。

2. 危险因素　睡眠呼吸障碍的危险因素包括：年龄、性别、肥胖、家族史、上气道解剖结构异常、中枢调控异常等。

（1）年龄：儿童OSAHS患病率最高的年龄通常是2～8岁，此年龄段儿童腺样体和扁桃体肥大高发。成人OSAHS患病率随年龄增长而增加。

（2）性别：男女患病率约2：1，但女性绝经后患病率明显增加。在一般中年人群中，中至重度OSAHS患者约为30%～50%的男性和11%～23%的女性[4]。

（3）肥胖：肥胖是OSAHS的重要原因，且OSAHS又可加重肥胖。

（4）家族史：OSAHS具有家族聚集性，有家族史者患病危险性增加2～4倍。遗传倾向可表现在颌面结构、肥胖、呼吸中枢敏感性等方面。

（5）上气道解剖异常：如鼻中隔偏曲、鼻甲肥大、鼻部肿瘤，扁桃体或腺样体肥大，舌体肥大、舌根后坠、小下颌畸形等也是 OSAHS 的常见原因。

（6）不良生活习惯：饮酒或镇静催眠药物的使用可使呼吸中枢对缺氧及高 CO_2 敏感性下降，上气道扩张肌的张力下降，进而使上气道更易塌陷而发生呼吸暂停，还能抑制中枢唤醒机制，延长呼吸暂停时间。吸烟可以引起上气道的慢性炎症，引发或加重 OSAHS 病情。

（7）其他相关疾病：如心脑血管疾病、充血性心力衰竭、甲状腺功能低下、肢端肥大症、声带麻痹、脑肿瘤、神经肌肉疾病、咽喉反流、胃食管反流、压迫大气道的上纵隔肿物等都可以引起 OSAHS。

（三）中枢性睡眠增多

中枢性睡眠增多的疾病中，最典型的是发作性睡病（narcolepsy）。发作性睡病是一种以白天过度嗜睡和清醒-睡眠调节障碍为主要特征的慢性疾病，主要表现为快速眼动睡眠潜伏时间缩短及快速眼动睡眠侵入觉醒状态。根据下丘脑分泌素是否缺乏，可分为 1 型发作性睡病和 2 型发作性睡病[5]。1 型的另一特征是伴有猝倒发作，指情绪受刺激时短暂肌张力减低。

1. 流行病学　发作性睡病的发病率约为 1/2000，无明显性别差异。大部分在年轻时起病，10～25 岁之间起病最为典型。中国患者则发病早，以儿童起病较多。也有文献报道，在一些人群中发现，发作性睡病的起病年龄呈双峰分布，第一个高峰出现在青春期（15 岁左右），第二个高峰出现在 35 岁左右。

2. 危险因素　遗传因素在发作性睡病中起到一定作用，在对发作性睡病患者家系研究中发现，一级亲属发展成发作性睡病伴猝倒的危险性为 1%～2%，是普通人群的 10～40 倍。头颅损伤、长期睡眠剥夺、上呼吸道病毒感染和睡眠-觉醒模式的突然改变都可能是发作性睡病的诱因。

（四）昼夜节律失调

昼夜节律失调即昼夜节律相关睡眠-觉醒障碍（circadian rhythm sleep-wake disorder，CRSWD）是由内源性昼夜节律与外部环境不同步引起，可诱发生理功能紊乱并造成社会功能受损，包括睡眠时相前移和睡眠时相延迟。

1. 流行病学　睡眠时相延迟在一般人群中的患病率尚不清楚，但在青少年和年轻人中常见，患病率为 7%～16%。据估计，睡眠门诊失眠反复发作的患者中约有 10% 为睡眠时相延迟障碍，因而睡眠时相延迟被认为占了青少年及年轻成年人慢性失眠症的 10%。睡眠时相前移在中年人中的患病率约为 1%，而老年人群中更为常见。

2. 危险因素　高龄是睡眠时相前移的危险因素。自身作息不良习惯是青少年睡眠时相延迟的重要影响因素，需要得到临床关注。一项针对确诊为原发性失眠症患者的研究表明，10% ～ 22% 患者的就寝时间与他们的昼夜睡眠时间不一致，这提示了他们睡眠问题的昼夜节律病因[6-7]。

（五）异态睡眠

异态睡眠（parasomnias）是指从入睡至觉醒这一过程中任意时段发生的非自主性躯体行为或体验，快速眼动（rapid eye movement，REM）睡眠行为障碍（REM sleep behavior disorder，RBD）的特征性较为突出。其特点是在 REM 睡眠期缺少正常肌张力迟缓表现，伴随带有暴力性质的梦境扮演行为，即在梦境中肢体或躯体表现出某种暴力形式，可伴有相关情绪语言。动作与梦境相关，被唤醒后，对所发生的事情和梦境多可回忆。可对患者自身或床伴造成严重伤害。

1. 流行病学　成人 RBD 常起病于中老年，男性患者远远多于女性患者，可作为中枢神经系统突触核蛋白蓄积的神经退行性病变的预测疾病。绝大部分患者是在 50 岁后发病。RBD 的具体患病率不详。据报道，老年和普通人群的患病率为 0.38% ～ 0.5%。

2. 危险因素　主要危险因素包括：男性，50 岁以上，存在基础神经系统疾病（特别是帕金森病、多系统萎缩、路易体痴呆、发作性睡病或脑卒中）。有研究发现，吸烟、头部创伤、杀虫剂暴露、务农也是其危险因素。此外，某些药物，如抗抑郁药物［文拉法辛、选择性 5- 羟色胺再摄取抑制剂（selective serotonin reuptake inhibitor，SSRI）等（不包括安非他酮）］、β 受体阻滞剂（比索洛尔、阿普罗尔）、抗胆碱酯酶抑制剂、司来吉兰等也会诱发 RBD。抑郁相关精神疾病可能也是诱发因素之一。RBD 还可能与创伤后应激障碍相关。

（六）睡眠相关运动障碍

不宁腿综合征（restless leg syndrome，RLS）和周期性肢体运动障碍（periodic limb movement disorder，PLMD）等睡眠相关运动障碍也可显著影响睡眠，常常被误诊为失眠障碍。RLS 的特征表现为患者主诉强烈的、不可抗拒的肢体运动冲动，安静时加重，活动后缓解，主要发生在傍晚或夜间，需根据临床病史做出诊断。

1. 流行病学　基于欧洲和北美洲人群的研究显示，RLS 的患病率为 5% ～ 10%。然而，亚洲国家迄今为止的研究显示患病率较低。大多数研究表明，60 ～ 70 岁后患病率随着年龄增加。

2. 危险因素　阳性家族史、遗传变异和女性均增加 RLS 的发病风险。女性患病率是男性的 2 倍。最主要的诱因是缺铁、妊娠、慢性肾衰竭和长期制动。妊娠期 RLS 患病率是普通人群的 2 ～ 3 倍。妊娠晚期是 RLS 发病高峰期，分娩后 1 个月多数人症状缓解。肾衰竭患者中 RLS 的患病率是普通人群的 2 ～ 5 倍。此外，药物也可能诱发或加重 RLS，包括镇静类抗组胺药、某些中枢活性的多巴胺受体拮抗剂和多数抗抑郁药。抗抑郁药安非他酮是例外，它可以促进多巴胺活性。RLS 与 PLMD 常共病，后者存在于 80% ～ 90% 的 RLS 患者中。

二、常用评估手段

睡眠障碍的诊断需要经过详细的临床询问、主观的量表评估以及客观的检查等，并最终制订出最佳的治疗方案。

（一）病史采集

睡眠障碍的重要诊断工具是病史采集，病史采集主要围绕主诉、现病史、既往史、个人史、月经史、婚育史和家族史等展开。它可以揭示患者生理和心理的基本状况，了解患者既往病史以及其他一些与疾病相关的情况。

（二）睡眠量表

主观的量表评估也常用于睡眠障碍的诊疗，常用的工具包括睡眠日记、匹兹堡睡眠质量指数等睡眠质量评估量表、Epworth 嗜睡量表（ESS）等嗜睡评估量表、Stop-Bang 等睡眠呼吸障碍筛查问卷、清晨型-夜晚型问卷（MEQ）、快速眼动睡眠行为障碍筛查问卷（RBDSQ）、国际不宁腿综合征研究组评估量表（IRLS）和药物依赖诊断量表等，必要时还可附加一些情绪量表（如焦虑、抑郁相关自评或他评量表）和疲劳量表、生命质量量表及日间功能状况评估量表等。

（三）多导睡眠监测

多导睡眠监测（polysomnography，PSG）被认为是睡眠障碍的金标准诊断方法，但由于无法评估睡眠质量以及睡眠障碍对日常活动的影响，因此存在一定的局限性。如多导睡眠描记术并不普及，价格昂贵，必须由训练有素的专家进行，而且患者必须在睡眠实验室过夜。此外，患者通常在接受 PSG 之前先填写研究前调查问卷。问卷的目的是：建立标准化的睡眠质量衡量标准；提供区分睡眠质量好坏的工具；创建一种对患者和临床医生来说用户友好的睡眠质量度量标准，并提供一种临床工具来评估影响睡眠质量的一系列睡眠障碍。

（四）体动仪

鉴于睡眠量表、PSG 在睡眠评价中的局限性，寻求客观、简便、适于家庭环境的睡眠评估方法得到广泛应用。体动仪（actigraph；亦称体动记录仪）是记录身体活动情况的穿戴式设备，起初是用来进行监测儿童的过度活动和心理障碍。伴随科技的不断发展，体动仪的灵敏性更强、记录参数更全面、监测时间更长，由于睡眠状态伴随身体运动状态的变化，通过对活动参数的分析，可间接了解患者的睡眠情况。因此，它成为睡眠障碍一个重要的评价工具。

（五）新型睡眠监测技术

在过去的十年里，移动睡眠监测技术（mobile sleep monitoring technology，MSMT）和可穿戴睡眠跟踪系统（wearable sleep tracking systems，WSTS）在消费者中迅速流行起来。因此，MSMT 和 WSTS 似乎对全科医生评估患者睡眠模式特别有吸引力。与 PSG 相比，MSMT 和 WSTS 在区分睡眠阶段方面的准确性更低，其应用价值有限。但可作为早期检测睡眠呼吸障碍的筛查工具，满足公共健康需求。许多 MSMT 和 WSTS 的另一个特性是，它们可以存储较长时间数据，比如 24 h。这些数据可以客观、纵向地了解患者睡眠–觉醒习惯的规律性、持续时间等特征，有助于 OSAHS 的诊断，有助于跟踪对 OSAHS 的治疗干预的反应[8-10]。

（六）多次睡眠潜伏时间试验

多次睡眠潜伏时间试验（multiple sleep latency test，MSLT）是临床和科研中常用于评估嗜睡和警觉性的方法，主要指标是平均睡眠潜伏时间和入睡期 REM 睡眠出现的次数。是测定白天嗜睡的"金标准"而被常用。它不但有助于发作性睡病的诊断和鉴别诊断，同时对原发性嗜睡症、阻塞性睡眠呼吸暂停综合征皆有诊断价值。国内外已广泛应用。

（七）清醒维持试验

清醒维持试验（maintenance of wakefulness test，MWT）通过定量分析患者保持清醒状态的时间来评价白天嗜睡程度，平均睡眠潜伏时间越短，表明患者觉醒维持能力越低，白天嗜睡程度越重。MWT 多用于评价患者维持觉醒状态的能力，在评价药物疗效及特殊职业人员（飞行员或驾驶员）白天嗜睡是否对工作能力有影响时有重要价值。

总之，睡眠障碍作为一类广泛影响日常生活的疾病，其发病原因复杂，病种繁多，临床医师需要综合患者自身病史和体格检查检查，同时结合相关检查的结果，进行临床诊断。

（李桃美　谭璐　唐向东）

参考文献

［1］American Academy of Sleep Medicine. International classification of sleep disorders. 3rd ed. Darien, IL：AASM，2014.

［2］Pavlova M K，Latreille V. Sleep Disorders. Am J Med，2019，132（3）：292-299.

［3］Buysse D J. Insomnia. JAMA，2013，309（7）：706-716.

［4］Heinzer R，Vat S，Marques-Vidal P，et al. Prevalence of sleep-disordered breathing in the general population：the HypnoLaus study. Lancet Respir Med，2015，3（4）：310-318.

［5］Kornum B R，Knudsen S，Ollila H M，et al. Narcolepsy. Nat Rev Dis Primers，2017，3：16100.

［6］Iranzo A，Tolosa E，Gelpi E，et al. Neurodegenerative disease status and post-mortem pathology in idiopathic rapid-eye-movement sleep behaviour disorder：an observational cohort study. Lancet Neurol，2013，12（5）：443-453.

［7］St Louis EK，Boeve BF. REM sleep behavior disorder：diagnosis，clinical implications，and future directions. Mayo Clin Proc，2017，92（11），1723-1736.

［8］Caretto M，Giannini A，Simoncini T. An integrated approach to diagnosing and managing sleep disorders in menopausal women. Maturitas，2019，128：1-3.

［9］Tan X，Cook JD，Cedernaes J，et al. Consumer sleep trackers：a new tool to fight the hidden epidemic of obstructive sleep apnoea？ Lancet Respir Med，2019，7（12）：1012.

［10］Thomas RJ，Mietus JE，Peng CK，et al. An electrocardiogram-based technique to assess cardiopulmonary coupling during sleep. Sleep，2005，28（9），1151-1161.

第二节　临床评估与诊断

一、病史采集

针对有睡眠障碍的患者，病史采集主要应从以下几个方面进行：主诉、现病史、既往史、个人史、月经史、婚育史和家族史等。

（一）主诉

主诉是指患者本次就诊希望解决的睡眠方面问题。主诉要求用尽可能简洁的语言做出准确的描述，并包含以下核心信息：睡眠障碍的具体特点、是否伴随日间症状及其基本表现以及持续时间等。其中，持续时间信息中应尽可能概括病程变化特点，如"发作性""进行性加重"等。

（二）现病史

现病史作为对主诉的补充，要重点评估睡眠障碍第一次发生的背景、表现、演变过程，以便医生能对患者睡眠障碍的具体特点做出判断。现病史是分析睡眠障碍的病因性质和进行鉴别诊断的基础信息，所以了解它是十分重要的。主要包括病因和诱因、睡前状况、睡眠-觉醒节律、睡眠症状、日间症状和功能等几个方面。

1.病因和诱因　需要了解患者起病前的生物、心理、社会因素和环境背景，以及上述因素与睡眠症状之间的关系，判断是发病的原因还是诱因。首先，应当了解有无感染、中毒、躯体疾病等生物学因素的作用。同时，社会心理因素对睡眠障碍的发生和发展也尤为重要。其中，应激事件会对睡眠产生重要影响，需了解是否经历过重大的创伤性事件，如重大自然灾害、严重事故和个人受伤害事件等，什么时候经历的，以及事件后是否出现失眠、频繁噩梦等。此外，日常生活、学习和工作中的压力性事件，单独来看未必是严重的应激，但持久地累积起来，对个体可造成长期的精神压力和痛苦，从而影响睡眠，同样不可忽视。

2. 睡前状况　睡前状况是指从傍晚到卧床入睡前的行为和心理活动。例如，睡眠障碍中的许多慢性失眠患者，会在睡前形成一些习惯性行为，如泡脚、做操、听广播、看电视、早上床等，甚至制订严格的时间表来规定何时做何事以协助睡眠，发现落下某项会紧张不安而须马上弥补。故评估时除了明确行为模式、持续时间、效果等，还要评估与行为相关的心理活动和情绪状态。对此类患者睡前状况的评估可了解其关于失眠的认知和行为特点，以利于制订心理治疗方案。此外，睡前状况评估还应了解患者的睡眠环境，包括卧室的温度、湿度、光照（自然光和灯光）条件，床的面积、硬度，卧室的外界环境，特别是噪声、强光、空气污染等。

3. 睡眠-觉醒节律　了解患者的日常作息习惯，初步评估睡眠-觉醒规律，可以帮助排除各种睡眠节律紊乱。睡眠-觉醒节律紊乱中，以睡眠时相延迟综合征比较常见。例如，针对主诉夜间入睡困难同时存在早上睡不醒、起床困难的患者，要特别注意对其睡眠节律做进一步评估。

4. 睡眠症状　睡眠症状是指从入睡到清晨醒来的过程中，出现的与睡眠相关的症状，主要包括以下三类。一是严重打鼾，伴随打鼾如果出现呼吸暂停或憋醒、睡眠时间较充足如不少于 7 h，但醒时仍感困倦、思睡或严重口干等症状，要高度重视，及时进行 PSG 等客观检查，以排除睡眠呼吸障碍。二是肢体异常的感觉或简单、刻板的动作，典型的情况是发生在入睡过程中的下肢不适感，伴或不伴规律性的肌肉抽动，导致入睡困难，这些症状提示可能存在不宁腿综合征等睡眠相关运动障碍。三是包括入睡和醒来的整个睡眠过程中，出现本不应该出现的事件，包括较复杂的动作（如突然坐起、挥臂、击打、扑打、踢打、跨跳）、声音（从模糊呓语到高声喊叫，从只言片语、含糊不清到表达出一定意思的吐字清晰的完整句子，惊叫）、行为（如坐起下床穿衣走动，甚至走出房间，走到或乘交通工具到数公里外的地方），伴或不伴有自主神经系统症状（如心跳和呼吸加快、出汗、皮肤潮红）和认知功能异常（如短暂性定向障碍、记忆错误）。这些症状会影响睡眠质量，造成情绪波动，导致失眠、焦虑，并给同睡的配偶或其他床伴、室友造成困扰，甚至导致本人或同寝者的身体伤害。这些睡眠中的异常行为事件是异态睡眠的常见症状，需通过本人、同寝者或 PSG 准确了解上述异常行为动作的特点、发生频率、与睡眠时相的关系、是否伴随梦境等以明确诊断。

5. 日间症状和功能　睡眠障碍患者不仅夜间睡眠时可出现各种症状，在日间非睡眠期间也可能出现异常表现。其中，最常见的日间症状是**日间过度思睡**。日间过度思睡指在白天应该保持清醒的时间段不能维持清醒，出现明显的困倦甚至难以克制的入睡，多在久坐、单调或无聊的环境中发生，如看书、看电视、上课、开会、驾驶时，严重者甚至在进食、交谈、站立或行走时也可以发生。日间过度思睡的程度可轻可重，引起突发睡眠的持续时间不等，多数在几分钟至几十分钟内，可短至数秒，也可长至数小时，每天可发生几次至几十次。部分患者全天的总睡眠时间显著延长，但醒后缺乏精神和体力上的恢复感。多数患者在小睡后的短时间内可以保持清醒，思睡程度减轻，但无法维持较长时间。日间过度思睡常见于阻塞性睡眠呼吸暂停等睡眠呼吸障碍以及发作性睡病等中枢性睡眠增多患者中，也可见于周期性肢体运动障碍等睡眠相关运动障碍患者中。

除日间过度思睡外，**猝倒**也是睡眠障碍患者可能出现的日间症状之一。猝倒为全身或局部骨骼肌张力的突然丧失，多因大笑、发怒等情绪诱发，使患者摔倒或坐下，发作时意识清楚，可自行恢复。也有些患者的猝倒发作不典型，症状轻微而局限，如低头、眼睑下垂、张口吐舌等，多见于儿童。猝倒发作的持续时间多为数秒至数分钟。猝倒是发作性睡病1型患者的特征性表现。这些日间症状对患者的日常生活、学习和工作带来较大的影响，甚至会造成危及人身安全的事故发生，因而不容忽视。

除上述日间症状外，**日间功能的评估**也对睡眠障碍的诊治至关重要。对日间功能的询问主要为睡眠障碍对日常学习、工作和生活的影响，包括警觉状态、情绪状态、精神痛苦程度、注意力、记忆力等认知功能，以及日常学习、工作和生活状态在睡眠障碍发生后的变化等。多数睡眠障碍出现后，上述日间功能都会受到不同程度的影响和损害，而睡眠障碍经治疗好转、痊愈后，多数日间功能也可随之恢复。因此，日间功能的询问和评估对睡眠障碍的严重程度和治疗效果都有重要的提示意义和参考价值。

（三）既往史

因为很多疾病可能与睡眠障碍相互影响，所以要注意对既往史的询问，包括有无慢性躯体疾病、近期的躯体疾病、与现病史无直接关联的精神障碍和其他睡眠障碍及其治疗情况，以及药物过敏史。这是进行睡眠障碍诊断、鉴别诊断和预后评估的重要辅助信息。

（四）个人史

应当了解患者的爱好、嗜好，特别是烟、酒、安眠药等精神活性物质的使用情况。各种精神活性物质的滥用或依赖与睡眠障碍之间存在复杂的联系，可能会使治疗难度显著增加。还应了解患者的人格特征，如是否存在多愁善感、过度沉思、追求完美、控制欲强等特点，这些都属于失眠等睡眠障碍的易感因素。此外，还需要了解患者的学习、工作和生活情况，包括成长经历、学习成绩、职业特点、工作表现以及人际关系等。

（五）月经史

对女性患者，应特别注意评估其月经周期、妊娠期或围绝经期的相关信息以及睡眠相关症状在这些时期的变化。

（六）婚育史

需要了解患者的婚姻状况和生育史，包括夫妻关系是否和睦，性生活是否和谐，子女年龄，子女是否需要喂养和照顾，是否与配偶和子女同睡等。

（七）家族史

家族史的重点是一级亲属中睡眠紊乱、精神障碍、严重或慢性躯体疾病史。这对理解患者睡眠障碍发生的遗传背景是必要的。

二、体格检查

（一）常规体格检查

很多常见的躯体疾病如高血压、心脑血管疾病、甲状腺功能减退、严重肝肾功能损害等，可能是睡眠障碍的诱发和维持因素，因此体格检查和相关的实验室或影像学检查是必要的。详细的体格检查内容可参阅《诊断学》及相关教材。这里须特别强调神经系统检查，因为很多存在睡眠障碍的患者可合并神经系统疾病，因此必须对神经系统进行详细检查以明确病因和诊断。

（二）可疑睡眠呼吸暂停患者的体格检查

应重点关注体重指数（body mass index，BMI）、颈围、耳鼻咽喉的情况等。喉部的观察可能会发现上气道狭窄，面部轮廓检查可能会发现下颌后缩，颈围的测量可能会发现颈围增加。关于上气道检查，改良的马氏分级（modified Mallampati classification，MMP）是阻塞性睡眠呼吸暂停（obstructive sleep apnea，OSA）可靠的预测因素。做 MMP 检查时，嘱患者尽可能张开嘴，不要发出声音。MMP 分为三级：Ⅰ级为可见软腭，悬雍垂完全显露；Ⅱ级为可见软腭和部分悬雍垂；Ⅲ级为可见软腭和悬雍垂基底部；Ⅳ级为软腭不可见。MMP 分级越高，发生 OSA 的可能性就越大。

（三）精神检查

精神障碍与睡眠障碍的关系极为密切。睡眠症状是抑郁发作、躁狂发作、焦虑障碍、物质滥用或依赖等的诊断性症状之一，在精神分裂症、人格障碍患者中也较常见，因而精神检查应作为睡眠障碍患者的常规检查内容。精神检查的内容主要包括：①一般表现，如一般状态、接触情况、意识状态、定向力等；②认知功能，如感知觉、各种思维、注意力、记忆力、智能、自知力等；③情感活动；④意志行为。有关精神检查的细节可参考《精神病学》及相关教材。非精神科医师在完成系统的精神检查存在困难时，或既往有精神障碍，或其他证据提示睡眠障碍很可能由某种精神障碍所致，应及时转诊精神专科进行处理。

三、辅助检查

（一）睡眠日记

睡眠日记是主观评价睡眠质量的方法。填写睡眠日记可以引导患者注意一些容易被忽视的行为，并且能够协助识别睡眠时间和不良的睡眠卫生习惯。睡眠日记比较直观、容易使用，允许对目标行为反复、准确地进行抽样记录，并且从长远来看，能够增加测量的可靠性。

睡眠日记的基本模式是以每天 24 h 为单元，常见的起止时间是早 8 点到第二天早 8 点。记录的内容一般包括：日常上床时间、入睡时间及起床时间，是否服用药物、酒精和咖啡因，疲劳程度和思睡情况等。睡眠日记的设计可以结合临床诊疗和科学研究的不同需要，在细节上做调整。睡眠日记通常要求连续记录 2 周，至少 1 周。

（二）睡眠相关问卷和量表

问卷和量表也是各种睡眠障碍常用的主观评估手段。以下是一些常用的睡眠障碍评估问卷和量表。

1. 匹兹堡睡眠质量指数（Pittsburgh Sleep Quality Index，PSQI） 是使用最广泛的睡眠质量评估工具之一，适用于各类人群。它用于评估过去 1 个月内的睡眠质量及日间功能情况。共 19 个条目（另有 5 个条目询问同寝室者或床伴，不参与计分），其中 15 个条目为 4 级（0～3）评分，4 个条目为填空题。总分范围为 0～21，得分越高，睡眠质量越差。≥5 分提示存在睡眠紊乱。

2. 失眠严重程度指数（Insomnia Severity Index，ISI） 是目前评估失眠最常用的量表，用于评估过去 2 周失眠的严重程度。共 7 个条目，5 级（0～4）评分，总分范围为 0～28。得分越高，失眠程度越重。≥9 分提示存在失眠症状。

3. Epworth 嗜睡量表（Epworth Sleepiness Scale，ESS） 用于评估日间的困倦、思睡程度。共 8 个条目，4 级（0～3）评分，总分范围为 0～24。得分越高，思睡程度越重。≥10 分提示存在有临床意义的思睡。

4. STOP-Bang 问卷　是 OSA 常用的筛查工具，起初用于筛查外科手术患者是否存在 OSA 症状，现在也可用于一般人群。共 8 个条目，采用"是 / 否"作答，回答"是"计 1 分，"否"不计分，总分范围为 0 ~ 8。≥ 3 分提示为 OSA 高风险人群。

5. 清晨型−夜晚型问卷（Morningness-Eveningness Questionnaire，MEQ）　用于评估昼夜节律倾向性。共 19 个条目（另有 5 个条目的简化版本），各条目采用 Likert 式和时间尺度两种计分方式，总分范围为 16 ~ 86。得分越高，清晨型倾向越明显；得分越低，夜晚型倾向越显著。

6. 快速眼动睡眠期行为障碍（rapid eye movement sleep behavior disorder，RBD）筛查问卷（RBD Screening Questionnaire，RBDSQ）　用于 RBD 的筛查，包含 10 个条目（其中第 6 条有 4 个子条目），采用"是 / 否"作答，回答"是"计 1 分，"否"不计分，总分范围为 0 ~ 13。≥ 5 分提示可能存在 RBD。

7. 国际不宁腿综合征研究组评估量表（International Restless Leg Syndrome Study Group Rating Scale，IRLS）　用于评估不宁腿综合征（restless leg syndrome，RLS）症状的严重程度和治疗效果。共 10 个条目，5 级（0 ~ 4）评分，总分范围为 0 ~ 40。得分越高，RLS 症状越严重。

（三）体动仪

体动仪（actigraph）是评估睡眠−觉醒节律、确定睡眠模式的简便、有效的客观手段。

1. 体动仪的原理　体动仪是基于睡眠时极少有肢体运动而清醒状态下活动增加这一原理而设计的。体动记录的类型、算法和佩戴时间影响结果的准确性。目前多款产品具有防水、感光功能，只有腕表大小。优点是轻便，易于被受试者接受，并能够保证在持续数天或数周内每天 24 h 不间断监测，从而绘制出每日的睡眠−觉醒图，以数值和图表的形式反映睡眠−觉醒模式，估算睡眠潜伏时间、总睡眠时间、清醒次数、睡眠效率等，用于诊断和评估多种临床睡眠障碍以及治疗效果。

2. 体动仪的局限性　与 PSG 相比，体动仪记录结果不能反映睡眠分期。同时，由于其基于睡眠时极少有肢体运动而清醒状态下活动增加这一原理，若受试者清醒时安静地躺在床上不活动，将被错误地判定为睡眠期，从而导致错误地评估睡眠障碍的严重性。因此在白天，它可能高估睡眠期而低估清醒期。

3. 体动仪的应用指征　以下情况建议进行体动仪检查：

（1）辅助确定正常健康成人和可疑某些睡眠障碍患者的睡眠模式。

（2）辅助评价可疑昼夜节律障碍，如睡眠时相延迟障碍、睡眠时相前移障碍、非 24 h 睡眠−觉醒障碍、倒班综合征、时差障碍。

（3）观察失眠包括抑郁相关失眠的昼夜节律模式和睡眠紊乱特征。

（4）评估主诉过度睡眠者的昼夜节律模式和平均每日睡眠时间。

（5）评估昼夜节律障碍、失眠（包括抑郁相关失眠）的治疗反应。

（四）多导睡眠监测

多导睡眠监测（polysomnography，PSG）是持续同步记录睡眠中的生物电变化和生理活动，进行睡眠医学研究和睡眠障碍诊断的技术，目前已成为睡眠医学临床和科研领域最常用的核心技术。它是最为客观且全面的睡眠状况评估工具，被认为是睡眠评估和监测手段的"金标准"。

1. 睡眠分期　即根据脑电图（electroencephalogram，EEG）等 PSG 监测结果将人的睡眠划分为不同时期。目前睡眠医学领域主要应用的是美国睡眠医学会（American Academy of Sleep Medicine，AASM）出版的《睡眠及相关实践判读手册》中的分期方法。

2. PSG 的构成　一个完整的多导睡眠监测会形成多导睡眠图，它通常提供一整夜各种监测指标的缩略图形，包括睡眠图、血氧饱和度曲线、持续气道正压的压力水平、呼吸事件和睡眠体位等。这样就可以对整个睡眠情况做出概述，在分析软件中点击概况图中的任何一个区域，都可以得到相对应的具体图形。

3. PSG 监测的内容　PSG 监测包括电生理活动和生理活动两类，前者通过连接到体表的电极探测躯体内部的电信号，包括脑电、眼动、腿部等处的肌电及心电；后者通过外部传感器测量生理活动和功能，如呼吸事件、体位等。

4. PSG 报告　PSG 常规报告睡眠潜伏时间、总睡眠时间、入睡后清醒时间、觉醒指数、睡眠效率、各睡眠期时间及所占总睡眠时间的百分比，以及睡眠期间发生的呼吸事件、氧减事件、觉醒事件、心脏事件和运动事件。这些参数能够客观地反映睡眠的结构以及各种事件的类型和严重程度。

5. PSG 的应用指征　针对以下情况，建议进行 PSG：

（1）睡眠呼吸障碍的诊断和压力滴定；OSA 和鼾症术前评估；重度 OSA 的分段诊断滴定；气道正压通气治疗后（体重增减 10% 或症状复发）的随访。

（2）可疑发作性睡病，除夜间 PSG 外，还需进行 MSLT（详见下文）。

（3）症状不典型、致伤和常规治疗无效的可疑异态睡眠或行为异常（RBD、觉醒障碍、梦魇、梦呓、磨牙等），应扩展双侧 EEG、相关肌电图（electromyogram，EMG），需同步视音频和技术员观察记录。

（4）周期性肢体运动障碍，除左右胫骨前肌外，增加上肢肌电导联，必要时进行多夜 PSG。

（5）可疑睡眠相关癫痫，需扩展双侧 EEG，增加指伸肌 EMG，应同步视音频和技术员观察记录。

（6）严重失眠。

（7）存在睡眠相关症状而临床不能确诊的神经肌肉疾病，需要记录相关 EMG，同步视音频和技术员观察记录。

（五）多次睡眠潜伏时间试验

多次睡眠潜伏时间试验（multiple sleep latency test，MSLT） MSLT 是客观评价日间思睡程度的方法。它所需的电极包括 PSG 中的脑电电极、眼动电极、下颏电极和心电电极。MSLT 在清晨醒后 1.5～3 h 开始进行，由 5 次间隔 2 h 的小睡试验构成，每次小睡持续 20～35 min。主要评价指标包括平均睡眠潜伏时间（mean sleep latency，MSL）、睡眠起始快速眼动期（sleep-onset rapid eye movement period，SOREMP）出现次数。MSLT 前夜应进行 PSG，并且应保证充足的睡眠时间（总睡眠时间 6 h 以上）。

（六）清醒维持试验

清醒维持试验（maintenance of wakefulness test，MWT） MWT 是客观评价在易睡环境中维持清醒能力的方法。MWT 与 MSLT 的监测方法接近，由 4 次间隔 2 h 的小睡试验构成，每次小睡最长持续 40 min。MWT 不要求进行前夜的 PSG。

四、诊断

（一）睡眠障碍的诊断

目前针对睡眠障碍的诊断，主要参照《睡眠障碍国际分类（第 3 版）》（ICSD-3）。它将睡眠障碍主要分为 6 个大类，共近 100 种睡眠障碍。各类睡眠障碍的代表性疾病和诊断要点如下。

1. 失眠障碍 主要包括慢性失眠障碍和短期失眠障碍。**诊断要点**：具有入睡困难、睡眠维持困难、早醒等失眠症状主诉，伴有疲劳、注意力不集中、工作能力下降、日间困倦等日间功能损害，并且不能被没有足够的睡眠机会、适宜的睡眠环境或其他睡眠障碍所解释。其中，慢性失眠障碍要求症状每周出现 3 次以上，持续时间 3 个月以上；短期失眠障碍每周出现少于 3 次，持续时间短于 3 个月。

2. 睡眠呼吸障碍 包括多种类型，其中最常见的是阻塞性睡眠呼吸暂停（OSA）和中枢性睡眠呼吸暂停（central sleep apnea，CSA）。**OSA 的诊断要点**：存在失眠、日间思睡、疲劳、夜间憋醒，同床者报告打鼾、呼吸中断，或存在心脑血管等并发症，且睡眠监测发现阻塞性为主的呼吸事件 ≥ 5 次/小时；或仅有睡眠监测发现阻塞性为主的呼吸事件 ≥ 15 次/小时，即可诊断 OSA。**CSA 的诊断要点**：

存在日间思睡、夜间睡眠质量差、醒后气短、睡眠中呼吸暂停等症状，或心房颤动、心房扑动、先天性心脏病、神经系统疾病等并发症，PSG 监测发现中枢性呼吸事件 ≥ 5 次 / 小时，占所有呼吸事件的 50% 以上，符合陈-施呼吸（Cheyne-Stokes breathing，CSB）标准，且不能被其他原因或睡眠障碍解释。

3. 中枢性睡眠增多　此类睡眠障碍以发作性睡病为代表。**诊断要点**：日间存在无法抑制的睡眠需求或突然入睡，存在至少 3 个月；MSLT 显示平均睡眠潜伏时间 ≤ 8 min 和 2 个以上的 SOREMP；如同时伴有猝倒，或免疫反应性检测显示脑脊液下丘脑分泌素（hypocretin）-1 ≤ 110 pg/ml 或 < 1/3 正常对照组平均值，则为发作性睡病 1 型，反之排除其他原因或睡眠障碍后可考虑为发作性睡病 2 型。

4. 昼夜节律相关睡眠-觉醒障碍　包括睡眠-觉醒节律延迟、提前、不规律或非 24 h 节律等。**诊断要点**：慢性或复发性的睡眠-觉醒节律紊乱，源于内在昼夜节律系统改变或与外界环境和社会要求不一致，导致失眠或过度思睡，并造成痛苦或影响社会功能。

5. 异态睡眠　主要包括非快速眼动（non-rapid eye movement，NREM）相关异态睡眠（即觉醒障碍）和快速眼动（rapid eye movement，REM）相关异态睡眠两大类。NREM 相关异态睡眠包括意识模糊性觉醒、睡行症、睡惊症、睡眠相关进食障碍。**NREM 相关异态睡眠的诊断要点**：睡眠中反复出现不完全觉醒，对他人的干预缺乏反应，缺乏认知或梦境，对发作部分或完全遗忘，且不能被其他睡眠障碍或躯体疾病所解释。REM 相关异态睡眠包括 RBD、复发性孤立性睡瘫症、梦魇障碍，其中以 RBD 为代表。**REM 相关异态睡眠的诊断要点**：睡眠中反复出现发声或复杂的行为，发生在 REM 睡眠期间，PSG 发现 REM 睡眠肌张力失弛缓现象，且不能被其他睡眠障碍等原因所解释。

6. 睡眠相关运动障碍　包括不宁腿综合征（RLS）、周期性肢体运动障碍（PLMD）等。**RLS 的诊断要点**：有强烈的活动腿的欲望，常由腿部不适症状引起，静止时加重，活动后缓解，夜间加重；不能被其他躯体疾病或行为习惯解释，导致睡眠紊乱或功能损害。**PLMD 的诊断要点**：PSG 发现存在睡眠周期性肢体运动（periodic limb movements of sleep，PLMS），PLMS > 15 次 / 小时（成人）或 > 5 次 / 小时（儿童），引起睡眠紊乱或功能损害，且不能被其他睡眠障碍或躯体疾病解释。

（二）睡眠障碍合并其他疾病的评估与诊断

睡眠障碍常合并很多常见的躯体疾病，如高血压、心脑血管疾病、甲状腺功能减退、严重肝肾功能损害等，也是抑郁发作、躁狂发作、焦虑障碍、物质滥用或依赖等精神障碍的诊断性症状之一，故应准确判断有无并存疾病以指导治疗。

1. 失眠与其他疾病　失眠往往与多种疾病相互作用，互为因果，如高血压、心脑血管疾病、甲状腺功能减退、抑郁发作、躁狂发作、注意缺陷与多动障碍、精神分裂症等，这就要求对失眠患者进行全面而细致的评估，将原发疾病识别出来。准确而全面的病史采集、体格检查、精神检查、量表测试以及必要的实验室和影像学检查尤为重要。

2. 睡眠呼吸障碍与其他疾病 睡眠呼吸障碍的发病多与肥胖、上气道结构异常、高血压、2 型糖尿病、心脑血管病等有较强的联系。在评估有无其他合并症时，体格检查、影像学评估、实验室检查等就显得尤为重要。在诊断睡眠呼吸障碍时，需符合 PSG 的睡眠呼吸障碍诊断标准，合并的疾病同时需符合该病的诊断标准。

3. 中枢性睡眠增多与其他疾病 中枢性睡眠增多主要包括发作性睡病、特发性睡眠增多、Kleine-Levin 综合征等，要注意患者是否存在双相情感障碍等精神障碍以及药物滥用、疾病相关的过度思睡等情况。这就要求结合病史、精神检查、PSG 及必要的精神活性物质检测及影像学检查等以明确诊断。

4. 昼夜节律相关睡眠–觉醒障碍与其他疾病 昼夜节律相关睡眠–觉醒障碍中的睡眠–觉醒时相延迟障碍与抑郁发作、双相情感障碍等精神障碍关系密切，而不规律睡眠–觉醒障碍在阿尔茨海默病等痴呆患者中较为常见。因此，需对此类患者进行精神、心理及智能方面的详细评估，并结合必要的影像学检查，以明确诊断，避免漏诊。

5. 异态睡眠与其他疾病 异态睡眠的发生可能与神经疾病和精神障碍有关，如 RBD 是帕金森病、路易体痴呆、多系统萎缩等神经病变的前驱期表现，梦魇障碍可能是精神障碍的危险因素，且与创伤后应激障碍相关。因此，对于此类疾病，应着重进行神经系统检查和精神检查，并行 PSG 监测以全面评估，明确诊断。

6. 睡眠相关运动障碍与其他疾病 睡眠相关运动障碍中，RLS 的发生可能与铁缺乏、特殊用药史、妊娠、慢性肾衰竭有关；PLMD 也可能与铁缺乏和特殊用药有关。因此，对于这些疾病，详细的病史询问和有针对性的实验室检查显得尤为重要。

（张斌）

参考文献

［1］张斌.中国失眠障碍诊断和治疗指南.北京：人民卫生出版社，2016.

［2］陆林，沈渔邨.精神病学.6 版.北京：人民卫生出版社，2018.

［3］郝伟，陆林.精神病学.8 版.北京：人民卫生出版社，2018.

［4］张斌.中国睡眠研究会继续教育培训教程：睡眠医学新进展.北京：人民卫生出版社，2018.

［5］赵忠新.睡眠医学.北京：人民卫生出版社，2016.

［6］Berry R B.睡眠医学基础.高和，王莞尔，段莹，等译.北京：人民军医出版社，2014.

［7］陆林，王雪芹，唐向东.睡眠与睡眠障碍相关量表.北京：人民卫生出版社，2016.

［8］Berry R B，Albertario C L，Harding S M，et al. The AASM Manual for the Scoring of Sleep and Associated Events：Rules，Terminology and Technical Specifications. Version 2.5. Darien，IL：American Academy of Sleep Medicine，2018.

［9］American Academy of Sleep Medicine. International Classification of Sleep Disorders. 3rd ed. Darien，IL：American Academy of Sleep Medicine，2014.

第三节　睡眠障碍的鉴别诊断分析和处理

一、睡眠障碍的鉴别诊断要点分析

有别于其他专科疾病，许多睡眠障碍的症状具有特异性较低的特点，如"睡眠质量不好"可以是多数睡眠障碍患者的主诉，可表现为失眠、睡眠呼吸暂停、发作性睡病、快速眼动睡眠期行为障碍等常见或少见的睡眠障碍症状。因此，临床医师如何识别和分析睡眠障碍患者主要和次要的症状，对患者进行完整的鉴别诊断，最终得出正确的疾病诊断具有一定难度，且需要一定时间的训练。

本节我们将从疾病症状学的角度，对多种睡眠障碍的鉴别诊断要点进行归类分析，将具有相似或重叠症状的睡眠障碍进行分类比较，为临床医师的鉴别诊断提供思路。

症状一：失眠相关症状

如前所述，几乎所有的睡眠障碍均可伴有睡眠质量差等失眠相关症状。即使是发作性睡病这种睡眠增多的病种，患者也可能因 REM 期睡眠增加伴随的多梦而诉睡眠浅、质量低、连续性差，并以失眠相关症状为主诉而就诊。临床医师应当抽丝剥茧，对患者进行系统、全面、详细的问诊，结合睡眠日记、PSG、体动仪睡眠监测结果进行鉴别诊断。常见的若干种可伴随失眠相关症状而非诊断为失眠的睡眠障碍包括：

1.睡眠-觉醒周期紊乱　临床上多数睡眠-觉醒周期紊乱患者为睡眠-觉醒时相延迟或睡眠-觉醒时相提前。前者多见于青年人，可有入睡困难的主诉；后者多见于老年人，可有睡眠维持困难、早醒的主诉。临床医师须完整了解这类患者的睡眠-觉醒节律，注意其总睡眠时间和入睡后的睡眠质量，与失眠进行鉴别诊断。

2.睡眠呼吸暂停　呼吸事件相关性微觉醒和睡眠片段化是睡眠呼吸暂停患者的典型睡眠结构改变，因此这类患者可以"入睡难""睡眠深度浅""易醒早醒"为主诉。临床医师须注意询问以失眠症状为主诉的患者是否同时存在打鼾、呼吸不畅感等呼吸暂停症状，尤其是女性和老年人，进行鉴别诊断。

3. 精神障碍　焦虑障碍和情感障碍患者常可伴有失眠相关症状；同时，失眠障碍患者也常有不同程度的焦虑、抑郁情绪。这些精神障碍和失眠常可共病存在。临床医师须注意以失眠相关症状为主诉的患者的情绪问题，进行鉴别诊断或共病诊断。

症状二：睡眠增多症状（日间嗜睡）

睡眠增多是发作性睡病等中枢性睡眠增多睡眠障碍的核心表现。但许多睡眠障碍患者因夜间睡眠时间缩短、睡眠结构紊乱，会出现睡眠压力增大导致的过度日间嗜睡。临床医师在诊治这些患者时，需考虑其他睡眠障碍的可能，必要时借助睡眠日记、体动仪、多导睡眠监测（PSG）、多次睡眠潜伏时间试验（MSLT）等睡眠监测进行鉴别诊断。常见的若干种可伴随日间嗜睡的睡眠障碍包括以下几种。

1. 睡眠呼吸暂停　睡眠呼吸暂停患者由于总睡眠时间减少、夜间觉醒增多、睡眠效率下降，可出现睡眠压力增大，导致过度日间嗜睡；在进行 MSLT 检查时，患者除了可表现为睡眠潜伏时间缩短，也可出现若干次 REM 期睡眠，甚至出现 REM 期睡眠起始的入睡。这些症状和睡眠监测表现可与发作性睡病相似，需借助 PSG 和 MSLT 加以鉴别。此外，睡眠呼吸暂停患者经有效的持续气道正压通气治疗后日间嗜睡改善不明显的，还须考虑睡眠呼吸暂停和发作性睡病共病存在。

2. 其他睡眠障碍　日间嗜睡还可见于不少其他睡眠障碍，如睡眠不足、睡眠-觉醒周期紊乱、失眠、不恰当使用安眠药、撤药反应等。除了详细的病史采集和症状学评估之外，也可以借助睡眠日记、体动仪、多导睡眠监测、MSLT、注意力警觉测试等方法加以鉴别诊断。

症状三：睡眠期行为异常

睡眠期行为异常常见于异态睡眠和睡眠相关运动障碍，如意识模糊性觉醒和REM 睡眠期行为运动障碍患者可出现肢体活动、发声等，清醒后患者多呈遗忘或不完全回忆；又如周期性肢体运动障碍患者可出现睡眠时周期性、反复发作、高度刻板的肢体运动，尤其是下肢远端肌群活动。在诊治以睡眠期行为异常为主诉的患者时，除了详细的症状学询问，往往还需要借助视频多导睡眠监测（video-PSG，v-PSG）进行鉴别诊断。常见的以睡眠期行为异常为主诉，而非诊断为异态睡眠或睡眠相关运动障碍的疾病包括：

1. 癫痫　睡眠期癫痫的行为异常常以肌强直或阵挛样活动为表现，少有攻击行为等复杂性行为，多发生在 NREM 睡眠期。对于不典型的睡眠期癫痫发作，须借助多导睡眠监测加以鉴别，监测时的痫性放电是关键的鉴别要点。

2. 焦虑发作 夜间焦虑发作的患者睡眠期也出现运动性不安、肢体活动等症状。主要鉴别要点为行为异常发生在夜间清醒期，患者常伴有紧张、恐惧、烦躁等精神症状，且日间清醒时也可出现。

3. 其他疾病 多数可引起夜间觉醒增多的疾病，如睡眠呼吸暂停、慢性纤维肌痛等，均可以伴有不同程度的、非复杂性的睡眠期行为异常。同时须注意，这些疾病可与异态睡眠或睡眠相关运动障碍共病存在，对于有效治疗后仍存在的睡眠期行为异常，除了通过症状学鉴别，必要时也可采用多导睡眠监测明确诊断。

二、病例鉴别诊断疑难的原因分析及处理

本节我们将从 4 个方面对若干种睡眠疾病的漏诊或误诊原因进行归类分析，并提出相应的处理策略，为临床医师提供疑难病例的诊疗思路。

原因一：疾病症状容易被忽略

部分睡眠疾病的症状不典型，容易被患者、家属及临床医师忽略，导致漏诊或误诊，典型疾病如快速眼动睡眠期行为障碍（RBD）。RBD 是一种以快速眼动睡眠期伴随梦境出现肢体活动为特征的睡眠疾病，典型症状为睡眠中出现暴力行为并可对自身及同床者造成伤害，但也可表现为梦吃、喃喃自语或肌肉抽动等非特异性行为，且由于发作频率不一，甚至可数周才发作一次，加之患者醒后对睡眠期异常行为多数无法回忆，因此容易被患者及家属所忽略。疾病初期，患者通常认为只是一般的做梦和说梦话而未引起重视。直到因为伴随梦境中的暴力行为而出现的睡眠中动作所致的自身或床伴受伤，才引起重视而就医。

处理策略：注意识别疾病特异性表现。

对于这类症状不典型的疾病，临床医师需熟悉掌握疾病的特异性表现，病史采集时对可疑患者加以识别，及时采用 PSG 等方法加以诊断。同时也需注意一夜的 PSG 监测可能难以捕捉典型发作以确诊，对于高度怀疑但 PSG 未见明显异常患者，必要时可行多次 PSG 加以排查。

原因二：症状缺乏特异性

某些睡眠疾病常伴有认知功能、行为和情绪的改变，容易与精神疾病相混淆，导致误诊。如发作性睡病患者常表现为情绪激动时难以控制的猝倒发作，可伴有与睡眠相关的视觉、听觉、触觉等幻觉，这些症状与精神分裂症存在诸多重叠[1]。又如 Kleine-Levin 综合征，以反复发作的嗜睡及认知、情绪、行为异常为主要表现，发作期持续数天至数十天不等，发作间期各方面功能可完全正常，这种周期性的行为异常容易与双相情感障碍的抑郁-躁狂交替发作相混淆[2]。

除精神疾病外，睡眠疾病也可与内科疾病有交叉表现，如阻塞性睡眠呼吸暂停（OSA）与心力衰竭、哮喘均可有夜间阵发性呼吸困难、憋喘症状，与胃食管反流综合征都可表现为反酸、晨起口苦和口干不适。

处理策略：谨慎进行鉴别诊断。

临床医师尤其是非睡眠专科医师，应熟悉疾病异同点，综合评估病情并加以鉴别；睡眠专科医师亦应考虑到精神疾病、其他内科疾病的可能性。

原因三：常规 PSG 难以明确诊断

PSG 是多种睡眠疾病诊断的"金标准"，但并非所有疾病均可通过一夜常规的 PSG 得出正确诊断。譬如大多数肥胖低通气综合征（obesity hypoventilation syndrome，OHS）患者 PSG 检查时可见阻塞性睡眠呼吸暂停（obstructive sleep apnea，OSA）类似的睡眠相关低通气或呼吸暂停事件和血氧饱和度下降。不同的是，由于 OHS 患者两次呼吸事件间期的正常补偿不足以完全改善通气，因此缺氧状态和高碳酸血症常持续于整个睡眠期，甚至清醒时。对此需配备呼气末 CO_2 或经皮 CO_2 监测的 PSG，甚至结合动脉血气分析检测 CO_2 分压结果，才能明确 OHS 诊断。譬如 Kleine-Levin 综合征患者如果在发作间期就诊，其临床表现和 PSG 结果可能基本正常，难以指导诊断，而连续进行多次 PSG 监测又难以被患者所接受，此时可考虑借助体动仪、睡眠日记等方法记录并评估病情。

处理策略：结合其他监测手段综合评估。

对于这类常规 PSG 难以确诊的疑难病例，医师应考虑借助其他方法协助评估，如多次睡眠潜伏时间试验或清醒维持试验评估嗜睡程度，体动仪或睡眠日记评估长时间的睡眠结构，多种睡眠问卷定性评估临床−症状等。

原因四：共病干扰诊断

有些患者可同时存在若干种睡眠疾病，疾病间相互影响，导致不典型的甚至矛盾性的症状干扰诊断。如许多 OSA 患者由于频繁的睡眠期间微觉醒引起睡眠结构紊乱，常以失眠、入睡困难、睡眠质量差为主诉，误诊为单纯性失眠并接受不恰当的安眠药治疗[3]。

处理策略：多方面评估，必要时诊断性治疗。

对此临床医师需考虑若干睡眠疾病共同存在的可能性，进行多方面的症状评估，如失眠是否伴随打鼾症状、是否存在日间嗜睡等。如果仍无法明确第一诊断，也可考虑进行诊断性治疗，如给予持续气道正压通气治疗 OSA，辅以非苯二氮䓬类药物进行诊断性治疗，并根据治疗反应调整方案。

以上我们简述了若干种疑难睡眠疾病的原因及其处理策略。在实际临床工作中，由于睡眠障碍可对患者心理健康、心血管代谢系统等多方面造成负面影响，患者病情可能更加复杂多样。这要求临床医师熟悉各种睡眠疾病的临床特点，周全地进行鉴别，采取正确的方法加以诊断并治疗。

（李韵　陈柏欣）

参考文献

［1］Talih F R. Narcolepsy presenting as schizophrenia：a literature review and two case reports. Innov Clin Neurosci，2011，8（4）：30-34.

［2］Reddy M S S，Sinda S，Thippeswarny H，et al. Kleine-Levin syndrome versus bipolar disorder not otherwise specified-diagnostic challenges. Asian J Psychiatr，2017（28）：186-187.

［3］Li T，Zhou G，Lu T，et al. A four-year-old boy with unusually severe obstructive sleep apnea. J Clin Sleep Med，2017，13（3）：513-516.

第二部分

睡眠障碍病例分析

第3章 失眠障碍

　　失眠障碍（insomnia disorder）是以入睡和（或）睡眠维持困难所致的睡眠质量或数量达不到正常生理需求而影响患者日间社会功能的一种主观体验。失眠是常见的睡眠障碍性疾病之一，欧美等国家患病率在20%～30%，而在《健康中国行动（2019—2030）》报告中的数据则显示，中国居民2016年的失眠患病率高达15%。长期严重失眠给患者的身体、情绪、生活、工作等带来负面影响，甚至会导致意外事故的发生，已成为亟需解决的社会问题[1]。

　　2014年发布的《睡眠障碍国际分类（第3版）》（ICSD-3）指出，根据失眠症状的发生和持续时间的长短，可分为短期失眠障碍、慢性失眠障碍和其他失眠障碍。**短期失眠障碍**又称适应性失眠、急性失眠，指出现失眠症状的时间不超过3个月，通常与应激、冲突或引起情绪明显波动的心理和环境变化相关。如人际关系改变或破坏、职业性应激、个人损失、丧亲、患病、更换居所，以及改变睡眠模式或作息时间等引起的失眠障碍。**慢性失眠障碍**是指频繁而持续的睡眠起始、维持困难及睡眠质量的不满足，并存在明显的日间功能受损，持续时间至少3个月，每周至少出现3次。由于缺乏病理生理学上或临床上的证据，在ICSD-2中存在的几个亚型，如生理心理性失眠、特发性失眠、矛盾性失眠以及行为性失眠，在ICSD-3中不再存在。在ICSD-2中继发性失眠被用于描述失眠与其他疾病条件之间的可能因果关系，如精神障碍、躯体疾病、药物或物质引起的失眠，也被ICSD-3诊断和分类系统取缔[2-3]。

参考文献

［1］陆林，沈渔邨．精神病学．6版．北京：人民卫生出版社，2018.

［2］American Academy of Sleep Medicine. International classification of sleep disorders. 3rd ed. Darien，IL：American Academy of Sleep Medicine，2014.

［3］赵忠新．睡眠医学．北京：人民卫生出版社，2016.

病例 1 失眠障碍

一、病例介绍

病史资料 患者，男，21 岁，大学在读，未婚未育。主因"反复入睡困难、早醒 2 年余，加重 6 个月"就诊。2 年前患者准备高考，学习压力大，逐渐出现入睡困难、早醒等症状，主要表现为上床后 2 ～ 3 h 才能入睡，清晨 5 点即醒，醒后难以再次入睡，夜间偶尔会醒 1 ～ 2 次，醒后难以再次入睡，伴有睡前对夜间睡眠的忧虑，这些睡眠问题平均每周出现 3 ～ 4 晚。此外，患者白天经常出现困倦、疲乏、精力不足、记忆力下降等症状，平时上课时注意力难以集中，重要的知识点也常常忘记，学习成绩明显下降。1 年前患者至中医诊所就诊，予"艾司唑仑（舒乐安定）0.5 mg prn"治疗，失眠症状逐渐好转，遂停药。6 个月前无明显诱因再次出现上述睡眠问题，且几乎每晚都会出现，再次服用"艾司唑仑（舒乐安定）0.5 mg prn"，症状无明显改善，患者否认情绪低落、兴趣减退等情况。现为求进一步诊治，遂至睡眠科门诊就诊。

既往史 体健，否认"甲状腺功能亢进""消化性溃疡"等病史。否认食物、药物过敏史。

个人史 生于原籍，无兄弟姐妹，幼年生长发育无异常。父母教养方式为严格型。否认性虐待、躯体虐待史。病前性格：内向敏感，社交活动参与较少，对自我要求高，无特殊兴趣爱好，无宗教信仰。否认烟酒等不良嗜好，否认其他精神活性物质滥用史。

家族史 父亲有可疑"失眠"病史。

体格检查 体温（T）：36.5℃；心率（P）：92 次 / 分；呼吸频率（R）：17 次 / 分；血压（BP）：118/75 mmHg，心、肺、腹及神经系统检查未见明显异常。

精神检查 意识清晰，定向力完整，自知力完整。接触好，主动叙述病情，表情焦虑，语速、语量、语调适中，注意力稍有下降。应答切题，讲话有条理，能清楚描述自己的内心体验。近半年有入睡困难、早醒以及日间困倦等情况。记忆力和智商粗测正常。情绪平稳，情感反应协调，否认情绪低落、高涨和易激惹的体验。未查及幻觉、妄想、强迫观念。否认自伤、自杀及冲动行为。

辅助检查 血常规、尿常规、便常规、心电图、脑电图、肝肾功能、电解质、甲状腺功能等均无明显异常。失眠严重程度指数（insornnia severity index，ISI）：15 分；个人健康问卷（personal health questionnaire，PHQ）-9：4 分；广泛性焦虑障碍量表（generalized anxiety disorder-7，GAD-7）：5 分。睡眠日记（平均 7 天）：每晚平均卧床时间（time in bed，TIB）483 min；每晚平均总睡眠时间（total sleep time，TST）292 min；睡眠效率（sleep efficiency，SE）60.4%；睡眠潜伏时间（sleep latency，SL）54 min；入睡后清醒时间（waking after sleep onset，WASO）54 min；每日平均午睡时间 76 min。PSG 和临床判断排除睡眠呼吸暂停综合征和睡眠周期性肢体运动。

诊断　失眠障碍。

治疗经过　在门诊就诊后参加为期 8 周的团体失眠认知行为疗法（cognitive behavioral therapy for insomnia，CBT-I），并给予佐匹克隆 7.5 mg prn，随诊治疗。服用佐匹克隆半个月后逐渐停药。睡眠困难在接受 CBT-I 后明显好转。随访 1 年，偶有入睡困难症状，1 个月出现 1 ～ 2 次。

团体失眠认知行为治疗结束后 1 周的随访：ISI 7 分，PHQ-9 4 分，GAD-7 3 分；睡眠日记（7 天）：TIB 308 min，TST 284 min，SE 92.2%，SL 16 min，WASO 11 min，每日平均午睡时间 35 min。

随访（为时 1 年）：ISI 8 分，PHQ-9 3 分，GAD-7 4 分。睡眠日记（7 天）：TIB 334 min，TST 297 min，SE 88.9%，SL 20 min，WASO 17 min，每日平均午睡时间 20 min。

二、病例讨论

失眠障碍（insomnia disorder）是以频繁而持续的入睡困难和（或）睡眠维持困难并导致睡眠感不满意为特征的睡眠障碍。失眠障碍可孤立存在或者与精神障碍、躯体疾病共病。目前，失眠发病的确切机制尚未明确。三因素模型（3P 模型）是目前最为广泛接受的失眠病因理论模型，3P 指的是 Predisposing（易感因素）、Precipitating（促发因素）和 Perpetuating（维持因素）。**易感因素**包括年龄、性别、遗传及性格特征等，可使个体对失眠易感。**促发因素**包括生活事件及应激等，可引起失眠症状的急性发生。**维持因素**是指使失眠得以持续的行为和信念，包括应对短期失眠所导致的不良睡眠行为（如延长在床时间）及由短期失眠所导致的焦虑和抑郁症状等，尤其对睡眠本身的焦虑和恐惧[1]。

（一）诊断

根据 ICSD-3，失眠障碍的诊断三要素包括：持续存在睡眠困难、睡眠机会充足、与睡眠问题相关的日间功能损害。其诊断方法主要是就患者睡眠历史，使用药物或其他疾病历史，以及使用物质历史和精神疾病历史进行考察后得出结论。**睡眠日记**是国际公认的辅助检查睡眠疾病的客观检测工具，它能获得患者睡眠状况和昼夜节律的相对准确和客观的信息，至少需要记录 1 周。其他的客观检测工具如多导睡眠监测，虽不是诊断失眠的必须手段，但有助于排除可能导致失眠的其他睡眠障碍（周期性肢体运动障碍或睡眠呼吸暂停等）[2-3]。

本例患者表现为入睡困难、早醒，伴有日间困倦等症状，应注意与睡眠时相延迟综合征进行鉴别。睡眠时相延迟综合征患者的睡眠-觉醒时间延后（如早3点就寝，上午10点甚至到下午1点起床），于青少年和成年早期常见，尽管他们尝试提前入睡，但很难实现，因此常表现为入睡困难，而无睡眠维持困难。在周末或假期，患者能根据自身情况自行决定入睡时间，则入睡通常无困难。而该患者即使在周末晚睡时，仍存在入睡困难，且难以维持睡眠、早醒，无法按照自己期望补眠，故排除睡眠时相延迟综合征。该患者情绪尚可，兴趣无减退，食欲、体重无变化，排除合并抑郁和焦虑障碍。该患者既往体健，体格检查、辅助检查无异常，排除有其他躯体疾病或精神疾病导致的失眠症状。

（二）治疗

失眠障碍的治疗手段包括认知行为治疗和药物治疗。**认知行为治疗**：CBT-I是治疗失眠障碍的一种多维度的心理学干预手段，为目前失眠障碍的一线治疗方法。CBT-I包括多个元素，如睡眠卫生教育、睡眠限制疗法、刺激控制疗法、放松疗法和认知治疗。**药物治疗**：FDA批准的用于失眠治疗的药物包括部分苯二氮䓬受体激动剂、褪黑素受体激动剂、多塞平和食欲素受体拮抗剂等。大量的随机对照试验已经验证了苯二氮䓬受体激动剂的短期疗效，但只有很少的对照试验验证此类药物的长期疗效。有些处方药超说明书使用治疗失眠，包括抗抑郁药和抗癫痫药等。一些非处方药和中草药也用于失眠的治疗，包括抗组胺药、褪黑素和炒酸枣仁等，关于这些药物有效性和安全性方面的证据非常有限[4-5]。

本例患者因备考压力大出现失眠症状，在失眠开始之初并未进行有效的治疗，逐渐导致失眠慢性化。1年前开始使用艾司唑仑治疗。艾司唑仑属于中效的苯二氮䓬类镇静催眠药，长期使用该药物，容易引起多种不良反应，如在停药后易发生烦躁、焦虑等情况并出现药物依赖现象，本例患者在不服用安眠药的情况下便难以入睡。由此可见，对于出现失眠障碍的患者，应尽早规范治疗方案。

患者在诊断失眠障碍后，采取了以CBT-I为核心的治疗手段，辅以佐匹克隆治疗。有研究通过荟萃分析发现，CBT-I和药物治疗的短期疗效相当，而CBT-I的长期疗效要优于药物治疗。佐匹克隆为非苯二氮䓬类药物，经口服1～2 h能达到血药浓度峰值，使患者迅速进入睡眠状态，同时该药物不容易产生药物依赖。患者在接受该方案治疗后，随访结果可见失眠障碍相关症状显著改善。

综上所述，当出现失眠症状时，应在排除其他失眠障碍疾病的基础上，尽早明确诊断。对于早期出现失眠障碍的病例，应及时予以CBT-I干预治疗。在单一疗法或者复合疗法无效时，应当考虑其他行为学疗法、药物疗法、联合疗法或者重新评估患者是否还有其他共存疾病。若患者需配合药物治疗，应遵循药物治疗原则。此外，不管治疗手段如何，除非患者的失眠出现症状稳定或者症状消失，否则需要每周或者每个月重新进行临床评估。因此，正确诊断、采取个性化治疗方案和病例随访评估是保证失眠障碍治疗有效、安全的关键。

（张继辉 王育梅 孙亚麒 田亚云）

参考文献

［1］陆林．沈渔邨．精神病学．6版．北京：人民卫生出版社，2018．

［2］American Psychiatric Association. Diagnostic and statistical manual of mental disorders：DSM-5. American Psychiatric Pub，2013.

［3］Morin CM，Drake CL，Harvey AG，et al. Insomnia disorder. Nat Rev Dis Primers，2015，3（1）：15026.

［4］Qaseem A，Kansagara D，Forciea MA，et al. Management of chronic insomnia disorder in adults：a clinical practice guideline from the American College of Physicians. Ann Intern med，2016，165（2）：125-133.

［5］中华医学会神经病学分会，中华医学会神经病学分会睡眠障碍学组．中国成人失眠诊断与治疗指南（2017版）．中华神经科杂志，2018，51（5）：324-335.

病例2 失眠障碍合并抑郁障碍

一、病例介绍

病史资料 患者，女，60岁，高中文化，已婚，育有一子。主因"入睡困难40余年，加重伴情绪低落3个月余"于睡眠科门诊诊治。患者自诉其20余岁生育小孩后，由于夜间经常需要起床照顾小孩，逐渐出现入睡困难、早醒等，表现为晚上卧床后需超过1 h才能入睡，凌晨5～6点即醒来，醒后难以再次入睡，白天经常觉得困倦，容易累，但尚能维持正常的工作、生活。患者自诉曾多次前往当地的中医诊所就诊，给予口服中药调理后（具体诊治经过不详），睡眠无明显改善。3个月前，患者因父亲病逝，上述睡眠问题明显加重，通常晚上10点上床，需要2～3 h才能入睡。严重时整夜不眠，且较往常早醒，通常凌晨4点即醒，醒后难以再次入睡。上述症状几乎每晚均存在。其间，患者逐渐出现情绪低落，觉得生活中没有值得高兴的事情；常感自责，认为父亲在世时自己没有照顾好他；对以前感兴趣的事如跳广场舞、合唱等均失去兴趣；易疲劳，出门活动片刻即感到体力不支，常常整日躺在床上或沙发上，难以完成洗衣、做饭等家务，但个人生活基本能自理；也不爱与人交流，社交活动减少。患者否认出现明显情绪高涨、易激惹等。现为求进一步诊治，遂来睡眠科就诊。

既往史　体健，否认"高血压""糖尿病""冠心病"等病史，否认食物、药物过敏史。

个人史　胞 7 行 3，幼年生长发育情况不详。高中毕业，在国企工厂工作，工作能力强，与同事关系好。与丈夫感情和睦，退休后与丈夫居住。父亲因癌症去世，母亲健在，现住养老院，母女关系尚可。患者结婚后育有 1 子，母子关系密切，儿子结婚后单独居住。病前性格：做事认真仔细，容易操心，善于交往，退休后喜爱参加社区活动。否认烟酒等不良嗜好，否认精神活性物质滥用史。初潮 14 岁，月经周期 35 天，持续时间 6 ～ 7 天，量正常，无血块，无痛经，50 岁绝经。

家族史　祖父有可疑"双相障碍"病史，病情不详，未予以诊断治疗。

体格检查　T 36.2℃，P 63 次 / 分，R 18 次 / 分，BP 120/70 mmHg，心、肺、腹及神经系统检查未见明显异常。

精神检查　意识清晰，定向力完整，自知力完整。接触好，就诊时表情痛苦，谈到父亲去世时情绪激动并流泪，语速慢，语量少，语调低。应答切题，讲话有条理，能清楚描述自己的内心体验。情绪低落、愉悦感消失，情感反应协调，否认情绪高涨及易激惹的体验。记忆力及智商粗测正常。未查及幻觉、妄想、强迫观念。存在自杀观念，无具体自杀计划。

辅助检查　血常规、尿常规、便常规、心电图、脑电图、肝肾功能、电解质、甲状腺功能、性激素等均无明显异常。PHQ-9：19 分，GAD-7：10 分，ISI：17 分。PSG：SL 延长，TST 减少，N1 期比例增加，N3 期比例减少。睡眠日记（7 天）：TIB 546 min，TST 283 min，SE 52%，SL 124 min，WASO 139 min，每日平均午睡时间 80 min。

诊断　失眠障碍合并抑郁障碍。

治疗经过　在门诊予"艾司西酞普兰 10 mg qd"抗抑郁治疗，予"酒石酸唑吡坦片（思诺思）5 mg qn"治疗失眠，嘱患者按需服用思诺思，加强睡眠健康教育。经抗抑郁治疗 6 个月后，患者的抑郁症状明显改善，但失眠问题仍存在，故进一步予 CBT-I。随访 2 年，患者情绪较平稳，偶有失眠，予放松治疗，嘱按需服用思诺思。

二、病例讨论

（一）失眠与抑郁

失眠障碍与抑郁障碍既可单独发生，也可相伴出现，二者互为因果。一方面，失眠障碍是抑郁障碍的临床症状之一，既往研究结果显示，85% 的抑郁障碍患者存在失眠症状；另一方面失眠的发展过程可出现抑郁。一项荟萃分析显示失眠是预测抑郁障碍发病和复发的独立危险因素。失眠障碍和抑郁障碍不仅在症状上存在重叠，如动力或精力下降、心境恶劣、认知行为迟缓、社交功能损害和躯体症状等，同时还具有共同的发病机制：在生物学方面，目前普遍认为过度觉醒是抑郁共病失眠障碍的神经生物学基础；在心理学方面，过度担心、思维反刍、问题解决能力不足等不适当的认知和行为问题都与抑郁障碍和失眠障碍的共病密切相关。因此，临床上往往很难判断失眠和抑郁障碍的因果关系[1-4]。

本例患者主要表现为入睡困难、早醒，伴有日间困倦、日常功能受损，几乎每晚都会出现上述睡眠问题，持续时间超过 3 个月；同时患者情绪低落、兴趣减退、易疲劳、活动减少、食欲下降、体重减轻、存在自杀观念持续超过 2 周；此外，患者虽然求诊时抑郁症状比失眠更为突出，但是失眠在抑郁之前反复发生，并且在抑郁症状控制后仍十分突出，失眠和抑郁障碍均达到疾病诊断标准，因此诊断为失眠障碍合并抑郁障碍。患者以心境低落为主要表现，有"双相障碍"家族史，需警惕是否有双相障碍的可能。双相障碍是反复（至少 2 次）出现心境和活动水平明显紊乱的发作，有时表现为心境高涨、精力增加和活动增加，有时表现为心境低落、精力降低、活动减少。但经过详细询问，病史中无躁狂发作的表现，且患者否认既往有心境高涨的情感体验，暂时排除双相障碍的诊断。

（二）治疗

据《中国成人失眠伴抑郁焦虑诊治专家共识》，失眠障碍共病抑郁障碍治疗的原则为尽早控制失眠和抑郁症状，增加有效睡眠时间和改善睡眠质量；缓解和消除抑郁症状，减少残留症状和预防复发[5]。建议在治疗失眠的基础上同步抗抑郁治疗。失眠首选非药物治疗，如 CBT-I，必要时应用镇静催眠药物治疗；抑郁应按照急性期、巩固期、维持期及停药期进行全病程治疗观察，必要时可以合并应用物理治疗。《中国抑郁障碍防治指南（第 2 版）》指出治疗抑郁障碍的 A 级推荐药物包括：①选择性 5- 羟色胺再摄取抑制剂（selective serotonin reuptake inhibitor，SSRI），如氟西汀、帕罗西汀、氟伏沙明、舍曲林、西酞普兰、艾司西酞普兰；② 5- 羟色胺和去甲肾上腺素再摄取抑制剂（serotonin and norepine-phrine reuptake inhibitor，SNRI），如文拉法辛、度洛西汀、米那普仑；③去甲肾上腺素和特异性 5- 羟色胺能抗抑郁药（noradrenergic and specific serotonergic antidepressant，NaSSA），如米氮平；④去甲肾上腺素和多巴胺再摄取抑制剂（norepinephrine and dopamine reuptake inhibitor，NDRI），如安非他酮等[3]。在老年人群中，SSRI 是一线用药，所以给予该患者艾司西酞普兰。在老年患者的治疗过程中，须注意药物的蓄积作用，老年人对药物的吸收、代谢、排泄等能力较低，血药浓度往往较高，易引起较为严重的不良反应，所以起始剂量一般低于相对年轻的成年患者。并且女性患者相较于男性对药物的清除能力较低,抗抑郁药的血药浓度高于男性,对于女性老年患者更应留意药物的不良反应。

在临床工作中,医生可能会将治疗重点放在抗抑郁症状上,而忽视失眠的治疗。既往研究结果显示,在抑郁障碍缓解的患者中仍有 71% 残留失眠症状。因此,只采用针对抑郁症状的治疗方法往往是不够的。在临床实践中,可在给予 SSRI 或其他抗抑郁药物的同时,将低剂量的曲唑酮或米氮平作为辅助治疗药物,治疗合并抑郁障碍的失眠障碍患者。非苯二氮䓬类药物,例如唑吡坦、佐匹克隆和右佐匹克隆也可作为辅助治疗药物用于改善患者的失眠症状。此外,《中国成人失眠诊断与治疗指南(2017 版)》指出,老年失眠患者应首选非药物治疗,如睡眠卫生教育[5-6]。

(张继辉　王育梅　孙亚麒　田亚云)

参考文献

[1] 陆林 . 沈渔邨 . 精神病学 . 6 版 . 北京:人民卫生出版社,2018.

[2] American Psychiatric Association. Diagnostic and statistical manual of mental disorders:DSM-5. American Psychiatric Pub,2013.

[3] 牛雅娟 .《中国抑郁障碍防治指南》药物治疗解读 . 临床药物治疗杂志,2018,16(5):6-8.

[4] Blom K,Jernelöv S,Kraepelien M,et al. Internet treatment addressing either insomnia or depression,for patients with both diagnoses:a randomized trial. Sleep,2015,38(2):267-277.

[5] 中华医学会神经病学分会,中华医学会神经病学分会睡眠障碍学组 . 中国成人失眠诊断与治疗指南(2017 版). 中华神经科杂志,2018,51(5):324-335.

[6] 张继辉,刘亚平,潘集阳 . 失眠与抑郁关系 2008—2013 年研究进展及存在问题 . 中国心理卫生杂志,2015,29(2):81-86.

第4章 睡眠呼吸障碍

睡眠呼吸障碍为夜间睡眠过程中频繁发作呼吸中断，导致血氧饱和度降低和睡眠结构紊乱。最常见的是阻塞性睡眠呼吸暂停低通气综合征（obstructive sleep apnea hypopnea syndrome，OSAHS），其特点是睡眠期间反复出现的上气道塌陷和阻塞。这些阻塞事件与反复出现的血氧饱和度降低及睡眠中的微觉醒有关，伴有日间症状。在 ICSD-3 中，睡眠呼吸障碍分为阻塞性睡眠呼吸暂停综合征、中枢性睡眠呼吸暂停综合征、睡眠相关的肺泡低通气综合征、睡眠相关的低氧血症以及其他睡眠呼吸障碍（包括单纯鼾症、睡眠呻吟症、上气道阻力综合征）。其发病机制主要有：颅面结构异常、肥胖、软组织肥大的解剖因素、肌功能调控异常、中枢感受及调控异常。主要疾病特点较为鲜明，有多导睡眠监测技术作为明确的诊断手段和标准，但是具体分类之间有容易混淆之处[1-2]。

参考文献

[1] 中国医师协会睡眠医学专业委员会 . 成人阻塞性睡眠呼吸暂停多学科诊疗指南 . 中华医学杂志，2018（2）：1902-1914.
[2] 中华医学会呼吸病学分会 . 阻塞性睡眠呼吸暂停低通气综合征诊治指南 . 中华结核和呼吸杂志，2012，35（1）：9-12.

病例 3 夜间呻吟症
—— 易与鼾症混淆

一、病例介绍

病史资料 患者，女，30岁，主因"睡眠噪声干扰室友，晨起轻度疲惫困倦感"持外院睡眠监测报告来口腔科寻求阻鼾器治疗。无烟酒嗜好，无长期服药史，无血压、血脂、血糖异常，身高 165 cm，体重 50 kg，BMI 为 18.4 kg/m^2。鼻腔通气功能良好。

口内检查 牙弓宽大，覆盖覆合浅，轻度牙列拥挤。颞下颌关节无压痛、无弹响、开口无偏斜，开口度三指余，下颌前伸度良好。

影像学检查 头颅侧位片显示上下颌骨发育良好，颌间关系协调，上气道均匀宽大，舌骨、软腭、舌体未见明显异常，上下切牙交角略小。

睡眠监测 整夜多导睡眠监测报告显示，AHI 为 0.4 次 / 小时，睡眠中最低血氧饱和度 90%，阻塞性睡眠呼吸暂停 1 次，中枢性睡眠呼吸暂停 1 次，混合性睡眠呼吸暂停为 0，低通气 2 次，体位相关性不明显，Ⅲ 期睡眠 15%，睡眠潜伏时间 25.5 min，REM 睡眠潜伏时间 125 min，未发现异常脑电活动，周期性腿动指数 7.8 次 / 小时，初步诊断为"鼾症"。

确诊经过 根据患者在问诊中提到睡眠发声比较特别，追加带音频导联的整夜多导睡眠监测，结果显示之前"鼾声"实为呻吟声。

最终诊断 夜间呻吟症。

二、病例讨论

夜间呻吟症（Nocturnal groaning），也称 Catathrenia 症，是睡眠医学领域的罕见病之一，患病率估计为睡眠中心受检者的 0.063% ~ 0.54%。但是由于多数睡眠监测不配置颌下音频，所以存在大量的漏诊现象。一项人口调查认为，夜间呻吟症发病率可能高达 31.3%。目前全球报道病例数过少，认识尚不清晰[1]。

（一）临床表现

夜间呻吟症主要表现为夜间长时间的呻吟声，多发于 REM 期，多伴随或后随于微觉醒。其具有典型的呼吸模式改变，常常表现为吸气之后一个延长的呼气相，然后短促呼气，之后深吸气。声音是最具有特征性的诊断指标，是一种郁闷的或暧昧的呻吟声，通过床伴的描述和录音可确诊此病。

（二）诊断与鉴别诊断

夜间呻吟症最容易被误诊为鼾症，特别是呼气相打鼾。要求睡眠实验室具备录音功能的音频导联。通过气流或振动记录的鼾声系统则无法鉴别此病。夜间呻吟症与鼾症均以睡眠噪声为主诉就诊，但是鼾声较为粗沉，常有酒后、仰卧加重等特点，夜间呻吟症给床伴一种呻吟、呓语般含义模糊的困惑感。Iriarte 等人将呻吟声分成Ⅰ型（REM 睡眠期的长音）和Ⅱ型（REM 睡眠期和 NREM 睡眠期均可出现的短促强烈的声音）[2]。Yu 等人报告呻吟的睡眠潜伏时间在 20 ~ 195 min，呻吟声持续时间在 1.3 ~ 74.9 s；呻吟声在 REM 睡眠期多见，而鼾声易于出现在 NREM 睡眠期[3]。Muraki 等和 Darakatos 等分别报告 90.5% 和 84% 呻吟事件之前出现脑电微觉醒[4-5]。

尚未发现明显激发诱因。鼾症有男性性别差异，夜间呻吟症貌似没有性别差异；鼾症发病年龄较晚，夜间呻吟症常在青少年或年轻成人期初现；鼾症伴随的嗜睡程度相对较重，夜间呻吟症有 44% 的人感到疲惫；鼾症较常见伴随晨压升高、血脂血糖异常等并发症，夜间呻吟症与上述心血管疾病常是独立存在。Hao 等发现鼾症常常有颌骨发育不足，特别是下颌后缩、后旋较为常见；夜间呻吟症则与之相反，存在较为典型的牙颌颅面表观，常常为格外宽大、平展的上下颌骨，牙弓亦前突[6]。牙列排列最为明显，90% 的中国人具有需要矫正的错颌畸形，但夜间呻吟症患者较少或较轻，即牙比较齐，而鼾症患者常是另一个极端，深覆盖、深覆合、牙列严重拥挤。

（三）治疗

夜间呻吟症患者的主要就诊目的是解决社交障碍，目前正在尝试的治疗方法有 CPAP 和口腔矫治器。与鼾症鉴别的重要意义是，夜间呻吟症可能并不是那么罕见，须引起睡眠中心的重视。另外在治疗方法上并不能照搬鼾症或阻塞性睡眠呼吸暂停低通气综合征的参数，需要探讨针对性解决方案。

（高雪梅　叶京英）

参考文献

［1］Bjorvatn B，Gronli J，Pallesen S. Prevalence of different parasomnias in the general population. Sleep Med，2010，11（10）：1031-1034.

［2］Iriarte J，Campo A，Alegre M，et al. Catathrenia：respiratory disorder or parasomnia？Sleep Med，2015，16（7）：827-830.

［3］Yu M，Wen Y，Xu L，et al. Polysomnographic characteristics and acoustic analysis of catathrenia（nocturnal groaning）. Physiol Meas，2020，41（12）：125012.

［4］Muraki H，Okura M，Sugita H，et al. Is nocturnal groaning（catathrenia）a parasomnia or sleep related breathing disorder？Sleep，2015，38：A205.

［5］Drakatos P，Higgins S，Duncan I，et al. Catathrenia，a REM predominant disorder of arousal？Sleep Med，2017，32（4）：222-226.

［6］Hao Z，Xu L，Zhang J，et al. Anatomical characteristics of catathrenia（nocturnal groaning）in upper airway and orofacial structures. Sleep Breath，2016，20（1）：103-111.

病例 4　儿童病理性口呼吸
—— 易与张口习惯混淆

一、病例介绍

病史资料　患儿，男，10 岁，因母亲发现夜间张口睡眠就诊。身高 1.45 m，体重 49 kg，BMI 23.3 kg/m²。夜间睡眠无明显鼾声，呼吸声粗重，白天精神状况尚可，课堂认知能力和纪律情况良好，学校体检未检出系统性疾病。母亲存在轻度下颌后缩。父亲身高 1.72 m，母亲身高 1.61 m，均无睡眠呼吸暂停表现。

口腔检查　替牙期，磨牙中性偏远中关系，牙列中度拥挤，深覆盖和深覆𬌗均 I 度，无明显偏斜，无颞下颌关节症状，头颅姿势位未察异常。扁桃体双侧肿大 I 度，表面光洁。

头颅定位侧位片显示上下颌间关系为安氏 I 类，均角，鼻咽穹隆有轻中度腺样体残留，可见模糊扁桃体影像，上气道均匀；曲面断层片显示至第二磨牙牙胚数目齐，萌替顺序正常。

确诊经过　临床检查时，患儿能够依照要求保持上下唇闭合，头位自然，神清体健。接受了整夜居家睡眠监测，结果显示：AHI 为 4.6 次 / 小时，睡眠最低血氧饱和度为 93%，睡眠潜伏时间 0.7 min，REM 睡眠潜伏时间 109.5 min，阻塞性睡眠呼吸暂停 7 次，中枢性睡眠呼吸暂停 1 次，混合性睡眠呼吸暂停为 0 次，低通气 26 次，周期性腿动为 0，N3 睡眠占 33.3%，REM 睡眠占 18.4%，觉醒为 0，没有明显体位影响，没有明显 REM 和 NREM 差别，关联鼾声时间 0.3%。诊断为不符合儿童睡眠呼吸暂停低通气综合征。

最终诊断　张口习惯。

二、病例讨论

儿童阻塞性睡眠呼吸暂停低通气综合征一般要求 AHI ≥ 5 次 / 小时，或阻塞性呼吸暂停低通气指数（OAHI）≥ 1 次 / 小时，睡眠中最低血氧饱和度 ≥ 92%。造成儿童阻塞性睡眠呼吸暂停（OSA）的主要原因是腺样体和（或）扁桃体肥大，其他高危因素还有肥胖、颅面畸形、先天异常等。由于上气道狭窄，对于生长发育期儿童难以保障血氧等必要生理环境，可能会导致患儿身高和体重迟滞于正常儿童、认知功能减退、内分泌代谢紊乱、脏器损伤、注意力和记忆力降低，脾气暴躁……从而成为"问题儿童"。特别是近年颅面畸形的影响受到较广泛的社会关注。儿童睡眠呼吸障碍常常伴有的典型体征是腺样体面容，患儿具有深覆𬌗、深覆盖、腭盖高拱、下颌后缩、下颌后旋、长面畸形，伴有张口呼吸；或者另一种扁桃体面容，如反𬌗、牙列拥挤、下颌前伸，伴张口呼吸。

近年来一些文化水平高的家长通过媒体对此病有所了解和重视，但是在上述症状和检查中，较易把握的只是张口呼吸，所以民间有把张口呼吸指代儿童睡眠呼吸暂停的倾向，医疗界出于科普需要也通常如此代指。然而，大量存在的"张口呼吸"其实是开唇露齿习惯。患儿由于发育尚不成熟，神经系统对于唇肌缺乏有力控制，在特定情境和姿势下，存在张口的开唇露齿习惯。既往国外研究表明，自然人群中不到一半的人存在病理性口呼吸，多数只是张口习惯。关于口呼吸的科学鉴别，严谨的话需要同步测定口鼻气流，要求气流通过口腔分流不超过30%。鼻气流占比超过90%一定是鼻呼吸，小于70%考虑口呼吸。

　　真正存在危害的张口呼吸可称为**病理性口呼吸**，仅为开唇露齿的张口可称为张口习惯。**鉴别病理性口呼吸方法如下**：第一，结合是否导致妨碍健康的实质危害，如前述生长发育影响和相关脏器损伤；第二，结合其他异常表现，如打鼾、睡眠哽噎、白天嗜睡、注意力缺陷或多动障碍、夜间遗尿、与遗传不符的体格发育、学习成绩下降；第三，结合鼻内镜或头颅侧位片上腺样体和扁桃体的大小，是否存在和该年龄段生理性肿大不相符合的肥大；第四，需要观察患儿是否存在一些被动的姿势位，如腺样体面容常常源自于患儿被动的仰头姿势位，扁桃体面容常常源自于患儿被动前伸下颌。灵长类动物实验和幼儿生长发育观察表明，患儿采取的应对上气道阻塞的舌体位置、颌骨位置极大程度地决定了牙颌颅面发育特征。解除阻塞可以使生长发育回归正常，并可能发生追赶性生长。当然目前最准确的判断方法是整夜多导睡眠监测。

　　与上述相反，如果上气道腺体增生不足以导致姿势位等的改变，没有造成实质性损害，则不必焦虑，不必急于医疗干预。特别是一些商家推出的流行甚广的"肌功能训练器"，缺乏个体针对性，不尊重病情规律和性质，用成人头影测量标准套用在生长期儿童上，不考虑牙齿-牙槽骨-软组织的生理极限和各阶段特点，在使用者中已经出现了令人担忧的不良影响和治疗损害。

（高雪梅　许志飞）

参考文献

［1］中国儿童 OSA 诊断与治疗指南制订工作组，中华医学会耳鼻咽喉头颈外科学分会小儿学组，中华医学会儿科学分会呼吸学组，等. 中国儿童阻塞性睡眠呼吸暂停诊断与治疗指南. 中华耳鼻咽喉头颈外科杂志，2020，5（8）：729-747.

［2］Vig P S，Spalding P M，Lints R R. Sensitivity and specificity of diagnostic tests for impaired nasal respiration. Am J Orthod Dentofacial Orthop，1991，99（4）：354-360.

［3］Linder-Aronson S. Adenoids-their effect on mode of breathing and nasal airflow and their relationship to characteristics of the facial skeleton and the denition. A biometric，rhino-manometric and cephalometro-radiographic study on children with and without adenoids. Acta Otolaryngol Suppl，1970，265：1-132.

［4］Deng J，Gao X. A case-control study of craniofacial features of children with obstructed sleep apnea. Sleep Breath，2012，16（4）：1219-1227.

［5］曾祥龙，高雪梅. 儿童口呼吸的诊断与处理. 中华口腔医学杂志，2020，55（1）：3-8.

<table>
<tr><td>病例 5</td><td>不明原因睡眠中发绀、低氧血症
——先天性中枢性低通气综合征</td></tr>
</table>

一、病例介绍

病史资料　患儿，男，6 岁，于生后 1 个月，因不明原因发绀在当地住院。住院期间观察，患儿于入睡后即出现呼吸表浅、发绀，血气分析显示低血氧和高碳酸血症，清醒时面色、呼吸、血气均正常。胸部 X 线片、超声心动图、脑磁共振成像（MRI）等均未见异常。经多方会诊，怀疑为先天性中枢性低通气综合征，但没有条件行睡眠监测等相关检查，遂自动出院。出院后，家长每夜轮流看护患儿，每当患儿夜间睡眠中出现呼吸微弱、发绀时，家长立即将其唤醒，患儿呼吸可恢复正常、面色可转红润。半个月前，患儿行超声心动图检查，结果显示轻度肺动脉高压、轻度右心房室增大。为进一步诊治来我院。

体格检查　神志清，反应好，面色红润，呼吸平稳。无特殊面容，双肺呼吸音清，心音有力，律齐，腹软，四肢活动好，肌力、肌张力正常，未见杵状指。

辅助检查　为患儿行夜间多导睡眠监测同时进行经皮 CO_2 分压监测。多导睡眠监测显示患儿入睡后出现持续低通气，伴随 CO_2 分压逐步升高，最高达 75 mmHg，并伴血氧饱和度降低，深睡眠期尤其明显，而在清醒时 CO_2 分压和血氧饱和度正常。整夜睡眠中无打鼾，无阻塞性呼吸事件（图 5-1）。基因检查：北京康旭

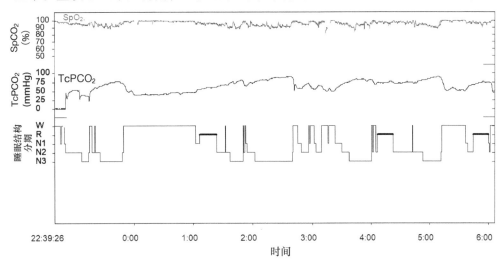

图 5-1　治疗前多导睡眠图。患儿，男，6 岁，中枢性低通气综合征，图中最上方曲线 SpO_2（%）为经皮血氧饱和度监测，中间曲线 $TcPCO_2$（mmHg）为经皮 CO_2 分压监测，最下方折线为睡眠结构。该患儿于睡眠中出现持续低通气，显示 CO_2 分压持续升高，最高达 75 mmHg，同时伴血氧饱和度轻度降低，深睡眠期尤其明显。清醒期 CO_2 分压、血氧饱和度正常

医学检验所对患儿及其母亲基因测序，患儿 *PHOX2B* 基因发现 c.741_755dup（编码区第 741_755 号核苷酸重复）的杂合核苷酸变异，该变异导致第 247_251 号氨基酸重复 p.247_251dup。因为缺少患儿父亲的检验样本，所以未进行父亲来源验证工作；患儿母亲该位点未见异常。*PHOX2B* 基因是先天性中枢性低通气综合征（congenital central hypoventilation syndrome，CCHS）的致病基因，为常染色体显性遗传（AD）（图 5-2，见彩图）。

诊断及依据　先天性中枢性低通气综合征（CCHS）。根据本例患儿于生后 1 个月发病，每于睡眠时出现通气不足的表现，睡眠监测显示呼吸异常以中枢性低通气为主，经皮血氧饱和度及 CO_2 分压监测显示患儿随着睡眠程度的加深，出现逐步加重的低氧血症和 CO_2 潴留，脑 MRI 未见中枢神经系统结构异常，经各种检查除外心肺疾病及神经肌肉疾病所致的中枢性低通气的可能，且患儿基因检测结果示 *PHOX2B* 基因编码区第 741_755 号核苷酸重复，因而 CCHS 诊断成立。

治疗经过　患儿超声心动图示肺动脉高压及右心房室增大，考虑为长期慢性

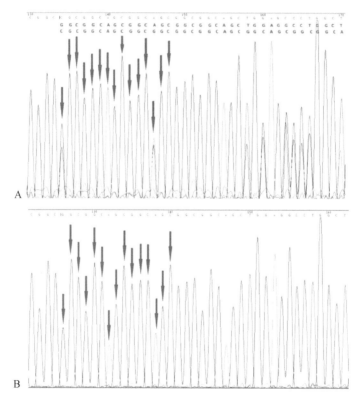

图 5-2　患儿及其母亲的外显子 1 测序图。箭头为基因变异位点。**A.** 患儿 *PHOX2B* 基因 c.741_755dup（编码区第 741_755 号核苷酸重复），导致第 247_251 号氨基酸重复 p.247_251dup；**B.** 患儿母亲该位点未见异常（见彩图）

缺氧所致，遂收入院，行无创通气治疗。无创呼吸机治疗初始时采用手工压力滴定并对睡眠、呼吸及经皮 CO_2 分压（TcPCO$_2$）行同步监测。采用双水平呼吸机模式，患儿在呼吸机治疗下，睡眠中面色红润，双肺呼吸运动幅度好。治疗前经皮 CO_2 分压在 70 ~ 80 mmHg，血氧饱和度在 89% ~ 95%，治疗后经皮 CO_2 分压在 42 ~ 50 mmHg，血氧饱和度为 98% 左右（图 5-3）。治疗过程顺利，患儿耐受好。出院后 2 个月，电话随访，患儿夜间睡眠好，人机同步好，脉氧仪示血氧饱和度在正常范围，晨起无头痛、乏力。

二、病例讨论

患儿出生后 1 个月发病，每于睡眠中出现面色发绀、呼吸表浅，血气分析示低氧血症和 CO_2 潴留，而清醒时面色、呼吸恢复正常，故应考虑**先天性中枢性低通气综合征（CCHS）**。CCHS 可发生于任何年龄，但 90% 于新生儿期即可发病。

（一）临床表现

该病典型临床表现是在清醒时有足够自主通气，睡眠时出现自主通气不足，因而出现发绀和 CO_2 潴留，严重者则在清醒和睡眠时均因自主通气不足而需机械通气。重症患儿于出生数小时后即可出现症状，表现为睡眠期发绀，呼吸慢弱或不规则，有较长时间（> 40 s）的呼吸暂停，由于低通气而发生高碳酸血症及低氧血症，但本病患儿对于低氧血症和高碳酸血症却无觉醒反应；本病患儿可死

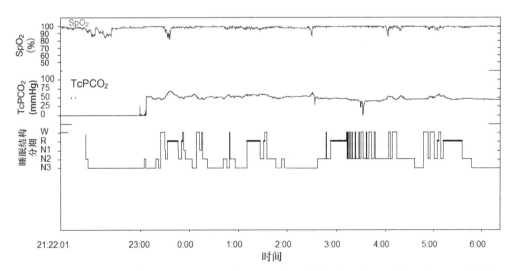

图 5-3　无创呼吸机治疗中，多导睡眠监测。可见治疗后患儿的经皮血氧饱和度和 CO_2 分压基本在正常范围。治疗过程中，因患儿哭闹，曾短时暂停呼吸机 2 次，血氧饱和度和 CO_2 分压因而出现轻度变化

于肺动脉高压、肺心病等并发症，也可死于呼吸暂停。

（二）诊断标准

CCHS 的诊断标准：有持续夜间低通气的证据（$PaCO_2 > 60$ mmHg），通常在生后第 1 年内出现症状，低通气不能用原发肺疾病或神经肌肉疾病解释，无原发心脏疾病。多导睡眠监测可通过监测患儿夜间胸腹呼吸运动的幅度、气流以及 CO_2 分压（呼气末或者经皮 CO_2 监测）以确定患儿是否存在中枢性低通气。由于一般轻症的 CCHS 患儿只在夜间睡眠时出现低通气的表现，因此最好在夜间睡眠时或清晨清醒前进行血气检查。在确诊 CCHS 前要做胸部 X 线、CT、心脏彩超以及神经系统体格检查甚至肌肉活检以除外原发肺疾病、心脏疾病、中枢神经系统疾病和神经肌肉疾病等其他可以引起低通气的病因。

CCHS 在国内报道得不多，可能与临床医生对该病认识不足有关。当小婴儿出现突然的不明原因的睡眠中虚弱、发绀、心搏徐缓或呼吸暂停时，需要注意除外本病。

（三）治疗

由于 CCHS 的特点是每次在睡眠时发病，因而可造成小婴儿夜间突然的死亡而不被家长所发现。因此，对于严重患儿，需要睡眠中机械通气呼吸支持以避免持续低通气导致的 CO_2 潴留和低氧血症。过去，绝大多数患儿使用经气管插管的有创通气治疗。近年来，经口鼻面罩的无创通气治疗在 6 岁以上儿童中的有效性已得到共识，多篇文章报道在年龄更小甚至出生 1 个多月的婴儿中成功地使用了口鼻面罩正压通气治疗。而近 10 年来，中重度表型的 CCHS 患儿也逐渐尝试使用无创通气治疗替代有创通气治疗，同样取得了良好的效果。

本例患儿自生后 1 个月发病，因当时在当地没有条件，未进行睡眠监测和机械通气治疗。患儿睡眠中出现发绀时父母就将其唤醒，患儿面色也能转红润。但实际上，在家长发现患儿面色发绀并唤醒他之前，患儿已经存在通气不足、动脉血氧饱和度水平减低以及 CO_2 分压升高。由于长期慢性缺氧，待到患儿 6 岁时做超声心动检查，即出现了肺动脉高压和右心的轻度增大。由此可见，对于睡眠中出现低氧血症和 CO_2 潴留的 CCHS 患儿，应尽早开始呼吸支持治疗。

患儿本次入院诊断 CCHS 之后，开始了无创通气治疗。通过使用正确的呼吸机模式、选择合适的鼻罩并对呼吸机压力进行手工滴定，保证了患儿在夜间睡眠中，即使出现严重中枢性低通气情况下，仍能维持正常的呼吸，纠正了患儿的低氧血症和 CO_2 潴留。

综上所述，在不明原因睡眠中出现发绀、低氧血症、呼吸暂停的小婴儿，应注意 CCHS 的可能。对于严重的 CCHS 病例，需要有创或无创的机械通气治疗。

随着医学的发展，无创通气治疗正在逐步取代有创通气治疗，可以在中枢性低通气的儿童成功实施并达到满意的治疗效果。需要指出的是，无创通气呼吸机的模式、参数设置以及患儿和家长的依从性，是治疗成功与否的关键。

（许志飞）

参考文献

［1］Katz E S，McGrath S，Marcus C L. Late-onset central hypoventilation with hypothalamic dysfunction：a distinct clinical syndrome. Pediatr Pulmonol，2000，29（1）：62-68.

［2］Debra EWM，Elizabeth MBK，Isabella C，et al. An official ATS clinical policy statement：congenital central hypoventilation syndrome，genetic basis，diagnosis，and management. Am J respir crit Care Med，2010，181（6）：626-644.

［3］Nørregaard O. Noninvasive ventilation in children. Eur Respir J，2002，20（5）：1332-1342.

［4］Fauroux B，Boffa C，Estournet B，et al. Long-term noninvasive mechanical ventilation for children at home：a national survey. Pediatr Pulmonol，2003，35（2）：119-125.

［5］陆玲，周伟，卢伟能，等 . 先天性中枢性低通气综合征 5 例临床研究 . 中国实用儿科杂志，2007，23（7）：538-540.

［6］Porcaro F，Paglietti MG，Cherchi C，et al. How the management of children with congenital central hypoventilation syndrome has changed over time：two decades of experience from an Italian Center. Front Pediatrics，2021，9：648927.

［7］Xu Z，Wu Y，Li B，et al. Noninvasive ventilation in a young infant with congenital central hypoventilation and 7-year follow up. Pediatric Investigation，2019，3（4）：261-264.

病例 6 以中枢性呼吸暂停为首发表现的延髓肿瘤

一、病例介绍

病史资料 患儿，男，5 岁 10 月龄，主因睡眠呼吸暂停 2 年入院。患儿于入院前 2 年余开始出现睡眠呼吸暂停，伴有长叹气动作后呼吸可恢复，病初伴有轻度的睡眠打鼾，于当地医院就诊，考虑为"腺样体肥大"，并行腺样体切除术；但手术后仍有夜间呼吸暂停，近 2 个月症状进行性加重，入睡后有明显的口唇发绀，无明显鼾声。患儿为其母第 2 胎第 2 产，出生史正常。3 岁前生长发育正常，3 岁后食欲旺盛，体重及身高增长均快于同龄儿，近半年来有脾气暴躁，无呕吐、头疼、头晕、晕厥等症状。父母非近亲婚配，否认家族性遗传病史。

体格检查　体型肥胖，身高 131 cm，体重 55 kg（身高及体重均高于同年龄同性别第 97 百分位），头围 56 cm，BMI 32 kg/m²，神志清楚、精神反应好，清醒时呼吸规律，呼吸频率 15～25 次/分，空气氧下经皮血氧饱和度 94%，入睡后呼吸 5～10 次/分，口唇及甲床发绀，经皮血氧饱和度最低至 60%，但无明显鼾声，心脏及肺部查体未见明显异常，指鼻试验欠稳准，轮替试验欠灵活，闭目难立征阳性，余神经系统查体未见明显异常。

辅助检查　血常规及生化检查均大致正常。胸部 X 线片：未见异常。心脏彩超：右侧房室饱满。动脉血气分析（睡眠时，空气氧）：pH 7.35，$PaCO_2$ 60 mmHg，PaO_2 54 mmHg，SaO_2 86%。多导睡眠监测（图 6-1）：睡眠时间 448.0 min，入睡后无鼾声，整夜呼吸暂停 1333 次（中枢性呼吸暂停 1331 次，阻塞性呼吸暂停 2 次；中枢性呼吸暂停指数 197.4 次/小时），最长呼吸暂停时间 22 s，最低血氧饱和度 65%，平均 $TcPCO_2$ 82.5 mmHg，REM 睡眠期 $TcPCO_2$ 升高明显，平均 94.4 mmHg。

诊断　中枢性呼吸暂停。

治疗经过　根据患儿入睡后出现呼吸频率的明显降低，伴有经皮血氧饱和度的下降，但无明显鼾声，结合多导睡眠监测结果，诊断中枢性呼吸暂停；进一步完善头颅 MRI 查找引起中枢性呼吸暂停的原因，结果显示延髓脑干及颈髓背侧占位性病变（图 6-2）。垂体 MRI 未见异常。此后患儿于外院行肿瘤部分切除术，术后病理为多形性黄色星形细胞瘤。术后患儿仍有夜间呼吸暂停，较前改善不明显，仍在长期随访中。

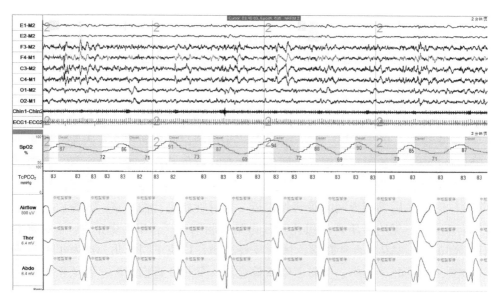

图 6-1　多导睡眠监测示频繁的中枢性呼吸暂停

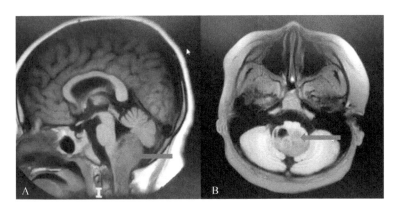

图 6-2　头颅磁共振成像。**A.** T1 相显示延髓脑干及颈髓背侧等信号占位性病变；**B.** T2 相高信号占位性病变，病变向后突出推挤第四脑室及小脑结构

二、病例讨论

　　阻塞性睡眠呼吸暂停（obstructive sleep apnea，OSA）是儿童睡眠呼吸暂停的最常见原因，临床主要表现为睡眠打鼾并呼吸暂停。腺样体扁桃体肥大及肥胖是 OSA 的最常见病因，也是临床医师最容易考虑的疾病。该患儿本身为肥胖儿童，病初有轻度打鼾，当时就诊考虑为腺样体肥大和肥胖导致的呼吸暂停，并进行了腺样体切除术，但术后仍有呼吸暂停，而仔细询问病史，与腺样体扁桃体切除术后残留 OSA 不同，该患儿术后仍有严重的呼吸暂停但不伴有鼾声，这与 OSA 临床表现不同，因此，对于临床症状不典型和 OSA 术后残留症状的患儿均应进行多导睡眠监测以明确睡眠呼吸暂停的类型。**本病例提示我们，在没有明显中枢神经系统症状的情况下，睡眠中的中枢性呼吸暂停可以是延髓肿瘤的首发临床表现。**

　　该患儿临床无呕吐、头痛等颅高压症状，也没有其他神经系统表现，但经细致的体格检查，发现其临床有延髓、下丘脑病变的隐匿症状（食欲旺盛、肥胖、脾气暴躁）和体征（指鼻试验欠稳准，轮替试验欠灵活，闭目难立征阳性），多导睡眠监测显示其睡眠呼吸障碍以中枢性呼吸暂停为主要表现，经头颅 MRI 检查确定为延髓肿瘤。

　　呼吸中枢位于延髓，正常情况下延髓呼吸中枢接受化学感受器、大脑皮质的随意控制信号和网状激活系统的行为输入信号，控制呼吸节律。延髓肿瘤由于直接损坏了呼吸中枢，而出现睡眠呼吸障碍。日间由于大脑皮质信号和行为信号的调控，可以没有明显的呼吸节律问题，而在夜间入睡后，大脑皮质和行为的调控不再发挥作用，此时则会出现呼吸节律异常，表现为**中枢性睡眠呼吸暂停（central sleep apnea，CSA）**，进而出现严重缺氧和 CO_2 潴留，而夜间的睡眠呼吸问题往往容易被忽略。检索国内外 2000—2020 年报道的延髓脑干肿瘤合并睡眠呼吸障碍的文献，共 8 篇，均为个案报道。复习文献病例也可以看到，CSA 是延髓脑干肿瘤引起睡眠呼吸障碍的主要类型[1-7]，其他表现为中枢性低通气[2, 8]和睡眠结构紊乱（主要表现为 REM 睡眠期减少）[4, 6]；如果合并肥胖等因素，可伴有 OSA[1-2]。Fujimoto K 等[2]报道的病例同本例患儿一样，为肥胖患儿，无明显神经系统症状，而以睡眠呼吸障碍为首发表现发现延髓肿瘤，但其睡眠呼吸障碍的类型为 OSA、CSA 和睡眠低通气。

相比于 OSA，CSA 和睡眠低通气临床症状不显著，容易被忽略，但其实际临床危险度更高，如覃丽霞等报道病例出现睡眠昏迷、呼吸暂停、心脏停搏表现，如果不及时发现和诊治容易出现猝死[1]。多导睡眠监测对于睡眠呼吸障碍的诊治至关重要，因其可以明确睡眠呼吸障碍的类型，确定是否存在 CSA 和低通气。健康儿童睡眠中可以有少量呼吸暂停事件，以 CSA 为主[9]；但如果多导睡眠图显示 CSA 明显增高或存在中枢性低通气，则需要进行头颅影像学检查排除延髓肿瘤。

本病例提示我们，儿童睡眠疾病可以由中枢神经系统病变引起。对于呼吸暂停的患儿，应该进行详细的询问病史、神经系统查体及多导睡眠监测以明确呼吸暂停类型及病因。该患儿虽已进行肿瘤部分切除术，但术后仍有睡眠呼吸暂停症状，建议其长期使用家庭无创呼吸机治疗并长期随访观察。

（许志飞）

参考文献

[1] 覃丽霞，刘航，刘建红，等. 延髓精原细胞瘤致阻塞性睡眠呼吸暂停术后 13 年随访一例. 中华医学杂志，2020，100（28）：2234-2236.

[2] Fujimoto K，Kasai H，Kunii R，et al. Obstructive sleep apnea in a severely obese child with combined central sleep apnea and sleep-related hypoventilation disorder caused by a medullary tumor. J Clin Sleep Med，2018，14（6）：1071-1074.

[3] Selvadurai S，Al-Saleh S，Amin R，et al. Utility of brain MRI in children with sleep-disordered breathing. Laryngoscope，2017，127（2）：513-519.

[4] Kagitani-Shimono K，Kato-Nishimura K，Okinaga T，et al. Long-term observation of absence of REM sleep caused by pontine cavernous hemangioma. Sleep Med，2011，12（10）：1045-1046.

[5] Rosen GM，Bendel AE，Neglia JP，et al. Sleep in children with neoplasms of the central nervous system：case review of 14 children. Pediatrics，2003，112（1 Pt 1）：e46-e54.

[6] Ioos C，Estournet-Mathiaud B，Pinard JM，et al. Sleep disorders caused by brainstem tumor：case report. J Child Neurol，2001，16（10）：767-770.

[7] Manning HL，Leiter JC. Respiratory control and respiratory sensation in a patient with a

ganglioglioma within the dorsocaudal brain stem. Am J Respir crit Care Med, 2000, 161（6）: 2100-2106.

[8] Hui SH, Wing YK, Poon W, et al. Alveolar hypoventilation syndrome in brainstem glioma with improvement after surgical resection. Chest, 2000, 118（1）: 266-268.

[9] 许志飞, 李晓丹, 吴云肖, 等. 无鼾儿童睡眠呼吸暂停特征分析. 中华耳鼻咽喉头颈外科杂志, 2017, 52（3）: 220-224.

病例7 阻塞性睡眠呼吸暂停合并快速眼动睡眠期行为障碍

一、病例介绍

病史资料 患者, 男, 72岁。以"睡眠打鼾10年, 睡眠异常行为3年, 加重9个月"为主诉入院。患者10余年前无明显诱因出现睡眠打鼾, 鼾声比说话声音略大, 家属发现患者有呼吸暂停现象, 无晨起口干、日间嗜睡及失眠, 伴交替性鼻塞, 无流脓涕、嗅觉下降等, 未予诊治。3年前家属发现患者睡眠中出现搓手动作、梦呓, 近2年患者逐渐出现呼喊、骂人、拳打脚踢、攻击行为甚至打伤床伴等表现, 如果从梦境中清醒, 多能回忆起梦境内容, 后半夜发作居多, 近3个月发作频繁, 每周发作2～3次。此外, 近2年逐渐出现记忆力下降, 表现为近事记忆力下降为主, 以及迷路表现, 偶有不认熟人和定向障碍, 9个月前间断出现"梦游"。无明显性格改变, 无入睡困难, 无夜间频繁觉醒, 无日间嗜睡, 无猝倒, 无入睡前幻觉, 无意识障碍, 无头痛, 否认存在幻觉, 日常生活活动无明显受限, 否认存在肢体震颤、明显运动迟缓表现, 病程中未应用药物治疗。门诊以"睡眠障碍, 睡眠呼吸暂停低通气综合征"为诊断收入院。既往40年前在当地医院诊断为"黄疸性肝炎", 已治愈; 2018年8月1日在当地医院诊断为"心动过缓", 行起搏器植入术, 术后觉胸闷气短, 后于北京阜外医院就诊治疗后好转, 现无明显胸闷气短, 无活动耐量降低, 可爬楼5层。吸烟多年, 已戒烟5年, 偶少量饮酒, 配偶和子女均体健, 无药物滥用史, 无特殊家族病史。就诊时患者精神状态、体力均较正常, 无发热、盗汗、乏力, 饮食正常, 夜尿2～3次, 大便干结, 体重无明显变化。神经系统检查: 意识清楚, 言语流利, 交流顺畅。双眼活动充分灵活, 牙齿口角无偏斜, 伸舌居中, 双侧面部针刺觉对称, 四肢肌力V级, 肌张力不高, 双侧病理征阴性, 双侧指鼻试验稳准, 双侧肢体针刺觉对称。耳鼻喉专科检查: BMI 24.9 kg/m², 头颈部无畸形, 乳突无压痛, 鼻窦区无压痛, 气管居中, 甲状腺未触及肿大和结节。口腔黏膜光滑, 双侧扁桃体肥大Ⅱ度，舌位Ⅱ型，鼻中隔无明显偏曲，双侧下鼻甲略肥大，鼻咽部光滑，软腭后区、舌后区呈略扁平型狭窄，会厌、声带未见明显异常。影像学检查：头颅CT未提示器质性脑损伤。

辅助检查　2019 年 1 月 7 日电子喉镜检查：如图 7-1（见彩图）所示，软腭后区及舌后区略扁平型狭窄，余无明显异常。

2019 年 1 月 9 日多导睡眠监测（PSG）：总睡眠时间 472 min，睡眠有效率 78.2%，N1 期：96 min（占总睡眠时间 20.3%），N2 期：280.9 min（占总睡眠时间 59.5%），N3 期：0 min（占总睡眠时间 0%），REM 睡眠期：95 min（占总睡眠时间 20.1%），睡眠潜伏期 1.4 min，REM 睡眠潜伏期 127.5 min，呼吸暂停低通气指数（apnea-hypopnea index，AHI）14.1 次/小时，呼吸暂停指数（apnea index，AI）0.3 次/小时，低通气指数（hypopnea index，HI）13.9 次/小时，其中阻塞性呼吸暂停 0 次，混合性呼吸暂停 0 次，中枢性呼吸暂停 2 次，低通气 109 次，呼吸事件以低通气为主。呼吸暂停平均时间 15.8 s，最长时间 16 s，低通气平均时间 19.1 s，最长时间 48 s。最低血氧饱和度 87%，平均血氧饱和度 95%。记录到腿动事件 343 次，腿动指数 43.6 次/小时，未见周期性腿动事件。睡眠期发生觉醒 95 次，觉醒指数 12.1 次/小时。监测过程中见大声喊叫、捶床，发作时处于 REM 睡眠期，伴动作伪差，发作时下颌肌电及腿部肌电活动增高，REM 睡眠期可见阵发性肌电活动增高，发作间期可闻及鼾声（图 7-2）。

2019 年 1 月 11 日认知及功能量表：文化程度为大学；简明精神状态检查量表（mini mental state examination，MMSE）27 分（总分 30 分）；蒙特利尔认知评估量表（Montreal cognitive assessment scale，MOCA）4 分（总分 30 分）；画钟试验（clock drawing test，CDT）2 分（总分 4 分）；受试者合作评分为合作。结论：

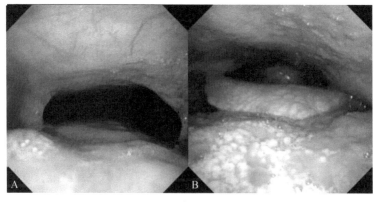

图 7-1　上气道的电子喉镜检查。**A.** 电子喉镜显示软腭后区呈扁平型狭窄；**B.** 电子喉镜显示舌后区略狭窄，会厌抬举及形态正常（见彩图）

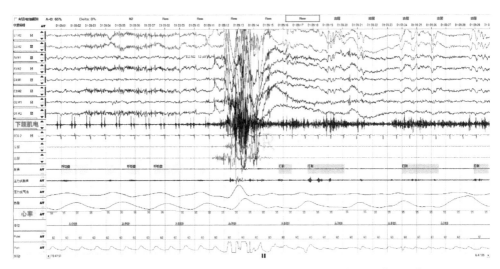

图 7-2 多导睡眠监测期间患者的一次快速眼动睡眠期行为障碍发作

认知异常；ESS 评分 2 分（总分 24 分）。

图 7-2 中事件发生在 REM 睡眠期，下颌和腿动肌电活动升高，在此之前呼吸平稳，无呼吸暂停或低通气等事件，这是与重度 OSA 患者由呼吸事件引起的体动的鉴别之处；发作时及发作后未见心率大幅波动，仍维持 REM 睡眠期的心率水平，这是 RBD 与呼吸事件引起的体动的主要区别。

诊断 ①快速眼动睡眠期行为障碍；②阻塞性睡眠呼吸暂停低通气综合征（轻度）；③心脏起搏器植入术后反应。

治疗经过 为缓解症状，予氯硝西泮口服，待症状控制平稳后复查多导睡眠监测，嘱患者此期间注意观察睡眠打鼾等情况，定期复诊。

二、病例讨论

快速眼动睡眠期行为障碍（rapid eye movement sleep behavior disorder，RBD）属于异态睡眠的一种。异态睡眠（parasomnias）是指在入睡时、睡眠期间或从睡眠-觉醒时发生的非自主性躯体行为或体验。异态睡眠可发生于非快速眼动（non-rapid eye movement，NREM）睡眠期、快速眼动（rapid eye movement，REM）睡眠或醒睡转换期。RBD 是发生在 REM 睡眠期的异态睡眠，以骨骼肌张力失弛缓并伴有反复发生的梦境扮演行为（dream enactment behavior，DEB）为主要特征。RBD 的发病机制尚未完全清楚。按是否存在明确的诱发因素分为特发性 RBD 和继发性 RBD，但特发性 RBD 是否真的存在还有争议。有研究认为，绝大多数特发性 RBD 患者经过一段时间后，潜在的疾病，特别是神经系统变性疾病，包括帕金森病、路易体（Lewy）痴呆、多系统萎缩、发作性睡病和脑干肿瘤等会逐渐表现出来。另外，药物也是导致 RBD 的因素，尤其是文拉法辛等选择性 5- 羟色胺和去甲肾上腺素再摄取抑制剂、米氮平和其他抗抑郁药（安非他酮除外）。其他诱发因素包括脑外伤、酒精滥用、镇静催眠药的突然戒断。

（一）诊断

按照 ICSD-3 中 RBD 的临床诊断标准：①反复发作睡眠相关发声和（或）复杂动作；②异常行为经多导睡眠监测证实出现于 REM 睡眠期，或者基于梦境扮演病史推测异常行为出现在 REM 睡眠期；③多导睡眠监测提示 REM 睡眠期肌电失弛缓（REM sleep without atonia，RSWA）；④不能以另一种睡眠疾病、精神疾病、药物和物质应用所解释。必须 4 个条件全部满足方能诊断为 RBD。本例患者为老年男性、慢性病程，睡眠中有大声喊叫、捶床、咒骂等表现，醒后可清晰回忆梦境，睡眠监测过程中异常表现出现在 REM 睡眠期，未发现可能的相关疾病或其他因素，综合分析符合 RBD 的诊断。

（二）鉴别诊断

根据本例患者睡眠打鼾、睡眠异常行为、认知功能下降等表现，应与下列疾病相鉴别。

1. NREM 异态睡眠 包括觉醒混淆、睡行症和睡惊症。NREM 异态睡眠通常在儿童期出现，而 RBD 常发生于 50 岁以上，以男性为主。**睡行症**多在睡眠期前半段出现，具有长期性、遗忘性、复杂的非暴力活动的终身病史，睡行期间难以被唤醒，仅少数患者能报告梦境内容。相反，RBD 患者在被唤醒时通常能回忆起梦境内容，唤醒后清醒并能够定向。梦呓可出现在 NREM 和 REM 睡眠期。**睡惊症**可能伴有响亮发声。RBD 的发声是较为响亮，多为咒骂。夜惊发作通常仅限于青春期之前，特点是开始时有突然尖叫并有强烈恐惧，事后不能回忆。通过对上述疾病的分析，该患者可排除 NREM 异态睡眠。

2. OSA 以睡眠期间上气道反复出现完全阻塞（呼吸暂停）或部分阻塞（低通气）为特征。常见症状有睡眠打鼾、吸气费力、喘息、旁人可见的呼吸暂停、白天嗜睡等。有时由于睡眠中活动剧烈，同床者可证实患者睡眠不宁，但不会发生大声喊叫及打人等行为。重度 OSA 可导致假性 RBD，是由呼吸努力相关觉醒反应后出现的异常行为。PSG 结合视频记录，RBD 患者的睡眠行为异常与呼吸努力相关觉醒反应无关；OSA 导致的假性 RBD 可通过持续气道正压通气（continuous positive airway pressure，CPAP）的有效治疗而消失，而 RBD 合并 OSA 时气道正压治疗不能改善 RBD。本例患者睡眠监测过程中在 REM 睡眠期的肢体动作发生之前呼吸均匀，血氧平稳，无呼吸暂停或低通气，可排除由严重的呼吸事件所诱发。

3. 睡眠期癫痫　PSG 或睡眠脑电监测出现痫性放电，可发生于任何睡眠分期，多发生在 NREM 睡眠期。一般不能回忆梦境，复杂性发作少见，多为一些重复性动作，如脱衣解扣等，少有攻击行为，常伴强直或阵挛样活动。而 RBD 很少有局灶性运动，伴有攻击性动作，多发生在 REM 睡眠期。本例患者整夜睡眠监测未发现癫痫样脑电，未见重复性和局灶性动作。

4. 周期性肢体运动障碍　表现为在睡眠期间周期性发作的重复的、高度刻板的肢体运动。多导睡眠图显示为持续 0.5 ～ 1 s 的重复运动，通常间隔 20 ～ 40 s，在睡眠 N1 期与 N2 期最明显，此时多导睡眠图中常伴有 K 复合波并且脉搏加快、血压升高。可能导致觉醒，但通常与失眠无关。本例患者睡眠监测期间记录到腿动事件 343 次，腿动指数 43.6 次 / 小时，未见周期性腿动事件，患者在 REM 睡眠期有喊叫和捶床动作，心率无明显波动。

（三）治疗

1. 安全的睡眠环境　在地板上放置床垫，家具边角用软物包裹，睡前移去潜在的危险物品，如利器、玻璃、水杯等。建议患者的同床者与患者分室居住，直至患者病情得到有效控制。

2. 药物治疗　氯硝西泮是治疗 RBD 的有效药物，可使 90% 以上的患者症状得到缓解，出现耐药或滥用的情况少见，使 RBD 行为和外伤的发生显著减少。建议剂量为 0.25 ～ 2.0 mg，睡前 15 min 服用，最高不超过 4.0 mg。不良反应包括日间过度镇静、阳痿、运动失调、意识模糊及记忆缺失等。

褪黑素是第二个常用于治疗 RBD 的药物，不良反应较少，睡前服用 3 ～ 12 mg 有利于控制 RBD 症状，剂量相关的不良反应包括晨间头痛、白天困倦、妄想和幻觉等。

对于 RBD 伴有痴呆、步态异常及 OSA 患者使用氯硝西泮应谨慎，对于有神经退行性疾病伴有痴呆前驱症状的患者，用药期间应严格监控。

（四）关于本例患者治疗方案的考量

从 PSG 结果得知，该患者符合 OSA，因此诊断为 RBD 合并 OSA。流行病学研究显示，RBD 与 OSA 的共病率为 34% ～ 61%。有观点认为，RBD 合并 OSA 时，其睡眠呼吸紊乱程度一般较轻，原因是传统意义上的 OSA 患者上气道扩张肌在睡眠期活性下降是导致上气道塌陷的因素之一，合并 RBD 的 OSA 患者在 REM 睡眠期出现过度肌肉活动，颏舌肌等上气道扩张肌活性增高，提高了上气道临界关闭压，使上气道开放力量增强，从而减轻 OSA 的严重程度。该患者 AHI 14.1 次 / 小时，属于轻度 OSA，BMI 24.9 kg/m^2，不属于肥胖人群，电子喉镜检查显示该患者上气道的软腭后区和腭后区（睡眠期间最易发生塌陷的两个区域）呈轻度扁平型狭窄，综合考虑认为 OSA 与咽腔略狭窄、老龄化致肌肉松弛等相关。鉴于患者目前睡眠时异常行为发作频繁，因此暂不予呼吸机治疗，治疗期间观察 OSA 病情，并定期复诊，及时调整 OSA 的治疗方案。另外，该患者认知功能障碍（MOCA 评分 4 分），OSA 引发的睡眠片段化和低氧血症可影响认知能力和日间行为，患者有打鼾 10 年的病史，不除外由 OSA 引起的认知功能障碍。另外，特发性 RBD 被认为可能是神经系统变性疾病的早期症状和预警症状，虽该患者头颅 CT 未提示异常改变，但不能排除此种可能。用药考虑到氯硝西泮治疗 RBD 疗效明确，可较好地控制症状，但不应放松对其他潜在的神经系统变性症状的警惕，遂嘱患者治疗后按时复诊，以便及时调整用药和治疗。

（叶京英　张红　项晋昆）

参考文献

［1］American Academy of Sleep Medicine. International classification of sleep disorders. 3rd ed. Darien，IL：American Academy of Sleep Medicine，2014.

［2］赵忠新 . 睡眠医学 . 北京：人民卫生出版社，2016.

病例 8　发作性睡病合并阻塞性睡眠呼吸暂停

一、病例介绍

病史资料　患者，男，29 岁。主因"嗜睡 12 年，双颌前移术后 1 年"就诊。

患者在 2007 年读初三期间无明显诱因出现严重的白天嗜睡，每到下午第二三节课时无法控制睡意，入睡持续 20 ～ 30 min，醒后感觉头脑清醒，曾服用一段时间的中药，自觉嗜睡减轻，停用后再次出现不可控制的睡意。起病后半年内无明显原因体重增加 30 kg，大小便正常，平素饮食正常。每当嗜睡出现，包括走路和站立时，可随时入睡。自觉困意来袭时，赶紧找地方坐下或躺下，未发生过摔倒。2007 年因嗜睡就诊于北京某三甲医院，行多导睡眠监测（PSG）结果显示重度阻塞性睡眠呼吸暂停（OSA）（PSG 报告丢失，具体不详），建议患者年龄到 20 岁之后行手术治疗，随后患者自行购买固定压力模式单水平呼吸机，未经专业人员调试，回家佩戴后感觉极不舒适，使用几天后放弃呼吸机治疗。午睡时感觉旁边有人盯着，夜间在似睡非睡阶段感觉有人站床边，并且感到走到哪里有人跟到哪里，令患者内心非常恐惧。这种感觉曾在高中阶段持续了 3 年，几乎每天都有，大学期间出现 2～3 次，刚工作的前 2 年出现较频繁，之后偶尔出现。患者认为上述情况在压力大时发生更频繁。至今患者仍有睡前恐惧感，睡醒后恐惧感消失，似睡非睡时恐惧感最为强烈。自 2007 年发病以来，走路时感觉心脏像针扎一样疼，有时心率可达到 200～300 次/分，曾于当地医院心内科就诊，查心电图未见明显异常，考虑为偶发性心肌缺血，建议观察病情，无特殊治疗，上述情况持续 3 年后自行缓解消失，后未再出现。

患者初中时出现过一次半夜醒来去厕所后无法移动的情况，持续约 10 min 后双腿略可挪动，其余部位仍不能动，由同学扶到床上后入睡，醒后活动自如。之后经常发生醒来后意识清醒而肢体不能移动的情况，持续时间数分钟后自行缓解。自 2012 年开始，每当特别高兴、大笑、惊吓或情绪激动时出现肌肉无力感，感觉"腿软、身体软、手软"。患者为避免大笑时出现肢体发软的情况，每当高兴时就强迫自己想别的事情，转移注意力，后逐渐不再对事物有明显的情绪反应。同学觉得他过于严肃，患者渐渐感觉与他人交流有压力，别人的关注会紧张，性格变得内向、敏感，经常焦虑。初中开始经常说梦话，听家人说其梦话内容基本都是骂人。躺下或坐下时不自觉腿部抽动，晚上更明显，有时抽动会令其从梦中惊醒。2012 年因嗜睡就诊于南京某医院，行便携式睡眠监测，结果显示重度 OSA（未见报告，具体不详）。医生建议患者去上海某医院做正畸治疗，随后患者去上海某医院就诊，医生建议行下颌前移术，患者认为手术创伤较大，未遵从治疗。2014 年患者自行购买自动压力模式单水平呼吸机（Auto PAP），戴机后每天凌晨 2 点左右醒来，醒后无憋气、胸闷、鼻塞、腹胀等不适，摘掉面罩后继续睡至清晨 5 点，戴机至今已 5 年。2017 年 12 月 28 日在当地医院行 PSG：AHI 74.1 次/小时，最低血氧饱和度 79%。2018 年 4 月 19 日在北京某医院行 Le Fort Ⅰ型截骨术＋双侧下颌升支矢状劈开截骨＋颏成形术＋双侧上颌骨前部植骨术。2019 年 3 月 25 日在当地医院复查 PSG：AHI 21.9 次/小时，最低血氧饱和度 84%。手术后自觉症状减轻，仍有白天困倦、嗜睡。

患病前，患者学习成绩稳定，位于年级前几名。患病后，成绩显著下降，感觉学习吃力。大学期间运动量增加，体重减轻较多。家族史、既往史无特殊。追溯病史，患者既往有睡眠打鼾病史，但由于更多地关注上述睡眠情况，加上家人及患者认为睡眠打鼾问题不重要，并未给予重视，具体病史描述不清。为求解决白天严重嗜睡，2019 年 5 月 13 日就诊于我科门诊。

神经系统检查 意识清楚，言语流利，交流顺畅。双眼活动充分灵活，示齿口角无偏斜，伸舌居中，双侧面部针刺觉对称，四肢肌力Ⅴ级，肌张力不高，双侧病理征阴性，双侧指鼻试验稳准，双侧肢体针刺觉对称。

耳鼻喉科专科查体　BMI 30.0 kg/m²，双颌术后，张口下颌左偏，双侧扁桃体肥大Ⅰ度，上下牙列可见正畸装置，鼻腔通畅，双侧中鼻道未见异常新生物及分泌物，鼻咽部未见异常，软腭后平面呈扁平型狭窄，舌后平面明显狭窄，余未见明显异常。ESS 评分 17 分（总分 24 分）。患者口腔正畸外观像、电子喉镜下上气道评估及上气道 CT 见图 8-1（见彩图）。

辅助检查　2019 年 5 月 23 日于我院行 PSG：总睡眠时间 497.5 min，睡眠有效率 88.6%，N1 期 72.0 min（占总睡眠时间 14.5%），N2 期 305.5 min（占总睡眠时间 61.4%），N3 期 0 min（占总睡眠时间 0%），REM 睡眠期 120.0 min（占总睡眠时间 24.1%），WASO 62.8 min，睡眠潜伏期 1.5 min，REM 睡眠潜伏期 3.5 min，呼吸暂停低通气指数（AHI）37.2 次 / 小时，呼吸暂停指数（AI）18.3 次 / 小时，低通气指数（HI）18.9 次 / 小时，低通气事件占总呼吸事件 50.8%，呼吸暂停平均时间 19.3 s，最长时间 38.5 s，低通气平均时间 27.1 s，最长时间 70.0 s，最低血氧饱和度 85%，平均血氧饱和度 95.5%，记录到下肢运动 345 次，下肢运动指数 41.6 次 / 小时，周期性肢体运动 91 次，周期性肢体运动指数 11 次 / 小时。视频分析未见异常动作，音频分析仰卧位可闻及明显鼾声。5 月 24 日行多次睡眠潜伏时间试验（MSLT）：共进行 5 次，平均睡眠潜伏时间 3 min，出现睡眠起始快速眼动期（SOREMP）4 次。头颅 MRI 未见明显异常。

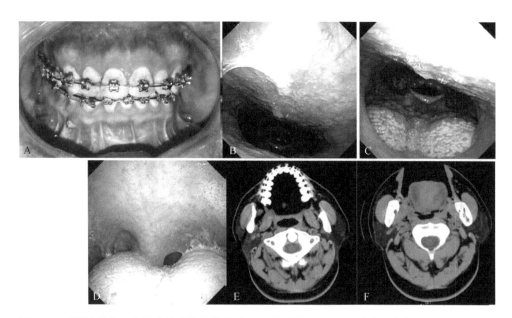

图 8-1　正颌外观像、电子喉镜及影像学检查。**A.** 外观像显示上下牙列正畸装置；**B.** 电子喉镜下软腭后区呈扁平型狭窄；**C.** 电子喉镜见舌后区狭窄；**D.** 咽腔舌位Ⅱ型，遮挡大部分腭弓和部分悬雍垂，软腭可部分显露；**E.** 上气道 CT 见软腭后平面扁平型狭窄；**F.** 上气道 CT 舌后平面明显狭窄（见彩图）

诊断　①睡眠呼吸暂停低通气综合征；②发作性睡病；③双颌前移术后。

治疗经过　在我科睡眠中心行自动压力滴定，90% 的治疗压力为 7.0 cmH$_2$O，治疗后 AHI 3.4 次 / 小时，治疗后整夜平均血氧饱和度 94.3%，最低血氧饱和度 90.1%。建议继续呼吸机治疗并神经内科就诊，治疗发作性睡病。目前随访 3 个月，患者白天嗜睡症状明显减轻，仍常出现困意，但可控制。呼吸机可整晚使用，未再发生凌晨醒来的情况。

二、病例讨论

发作性睡病以难以控制的思睡、发作性猝倒、睡瘫、入睡幻觉及夜间睡眠紊乱为主要临床特点[1]。

日间过度思睡表现在突然发生的不可抗拒的睡眠，可出现于行走、进餐或交谈时，外界刺激少的情况下容易发生，如阅读、学习、开会等。睡眠持续时间为数分钟至数十分钟，醒后头脑清醒，清醒维持时间不定。

猝倒常在日间过度思睡数月至数年后出现，常由强烈的情绪因素诱发，如特别高兴、大笑、发怒，表现为双侧对称性肌张力突然丧失，有的发作较轻微或局限，持续时间很少超过 2 min。

睡瘫是发生在醒睡转换期间的一过性随意肌不能活动，一般在几分钟内恢复，患者虽然意识清醒，但不能活动肢体，甚至不能睁开眼睛。正常人也可发生，但发作性睡病患者的发作频率及程度均严重得多。

睡眠幻觉多在由醒至睡的转换期出现，可以为视、触或听幻觉，也可表现为梦境样体验。

发作性睡病患者的睡眠紊乱主要表现在易醒多梦，入睡 2 ～ 3 h 后觉醒，醒后再入睡困难，体动增多，表现为周期性肢体运动或 RBD。

发作性睡病的起病年龄有两个高峰，第一个高峰在青春期（15 岁前后），第二个高峰在 35 岁。肥胖在发作性睡病患者中十分常见，起病之初常出现难以解释的体重增加。

通过对发作性睡眠知识的复习，结合本例患者以严重的白天思睡为首发症状，一旦困意来袭，无法控制，随时可入睡，小睡 20 ～ 30 min，醒后头脑清醒。在出现白天思睡症状后的第 5 年出现每当特别高兴、大笑、惊吓等情况下"腿软、身体软、手软"的情况，虽未发生猝倒，符合局部轻微发作的表现。该患者发病时在读初三，正处于青春期，在起病后半年内体重增长了 30 kg，而饮食、二便等均与平常无异。患病以来影响学习成绩，学习吃力，并且为避免不出现腿软、身体软的情况，控制情绪不波动，以至影响与周围人的关系，导致敏感、焦虑的情绪。综上，该患者符合发作性睡病的多种表现。

（一）分类及诊断

ICSD-3 将发作性睡病分为Ⅰ型和Ⅱ型，Ⅰ型又称为伴猝倒的发作性睡病，2 型又称为不伴猝倒的发作性睡病[2]。

除猝倒发作，脑脊液下丘脑分泌素（hypocretin-1，Hcrt-1）浓度的测定也是两种类型发作性睡病的重要鉴别之一。1 型发作性睡病的 Hcrt-1 浓度 ≤ 110 pg/ml，或小于以同一标准检验正常者平均值的 1/3。而 2 型发作性睡病的 Hcrt-1 浓度 > 110 pg/ml 或大于正常平均值的 1/3。本例患者未进行 Hcrt-1 浓度的测定，未能进一步明确是否为 1 型发作性睡病。

发作性睡病的诊断还包括客观睡眠评价指标，如 MSLT、整夜多导睡眠监测（PSG）、血人类白细胞抗原（human leukocyte antigen，HLA）分型等。发作性睡病的 MSLT 诊断标准是平均睡眠潜伏时间 ≤ 8 min，出现两次或两次以上的 SOREMP，PSG 期间如在睡眠起始 15 min 内出现 REM 睡眠期可替代 MSLT 中的一次 SOREMP。该患者共进行 5 次 MSLT，平均睡眠潜伏时间 3 min，SOREMP 4 次。符合 MSLT 对发作性睡病的诊断标准。同时应注意，该患者在我院的 PSG 结果 AHI 37.2 次/小时，最低血氧饱和度 85%，周期性肢体运动指数 11 次/小时，属于重度 OSA，中度低氧血症。

（二）鉴别诊断

发作性睡病患者发生其他睡眠疾病的概率较高，如睡眠呼吸障碍、睡眠周期性肢体运动、RBD 等。为进一步明确该患者的诊断，须与其他睡眠疾病相鉴别。

1. OSA　OSA 与发作性睡病常并存。OSA 也可表现为白天嗜睡，但发作性睡病的白天嗜睡程度更重，并且在小睡后头脑清醒，而 OSA 小睡后不会感到头脑清醒。另外，OSA 患者不会出现猝倒发作。当患者白天嗜睡程度难以用 OSA 解释，经有效的无创通气治疗后嗜睡改善不明显时，应怀疑存在发作性睡病的可能。

2. 特发性睡眠增多　与发作性睡病相比，特发性睡眠增多患者夜间睡眠效率更高，可出现宿醉式睡眠，以及持续时间更长但不解乏的日间小睡，并且通常没有猝倒、睡瘫、入睡幻觉等，无 SOREMP 增加现象。

3. 癫痫　与发作性睡病极易混淆，但癫痫发作时可伴意识丧失，而发作性睡病患者猝倒时意识清醒，在发作前可预感到，提前采取保护性动作，避免跌倒，发作后可回忆发作过程。

4. 睡眠不足综合征　可出现严重嗜睡，但经过充足睡眠后症状可消除。

通过与上述疾病的鉴别，可以看出本例患者经过针对 OSA 的治疗，包括双颌手术、自动单水平呼吸机治疗等，虽然 OSA 症状明显减轻，但仍有严重的嗜睡，提示该患者除了 OSA，还有其他导致嗜睡的因素，结合病史、MSLT、PSG

等考虑符合发作性睡病诊断。

该患者在我科经过压力滴定后，可整晚戴机未再出现凌晨醒来的情况，随访3 个月患者嗜睡症状明显减轻，配合药物治疗，虽仍常出现困意，但已可控制。

回顾该患者的患病历程，其为治疗严重的白天嗜睡，辗转多地多家医院，尝试过多种治疗方式，从 2007 年开始寻求治疗到 2019 年，历时 12 年。患病以来，患者的生活、学习、工作、社交多个方面受到严重影响，但该患者始终坚持不懈地治疗、努力恢复正常生活。作为从事睡眠医学工作的医务人员，应提高对发作性睡病的认识，提高对发作性睡病与其他睡眠疾病共病的认识，提高诊治水平，做到尽早诊断、尽早治疗；同时向患者、患儿家长、家人、学校老师等讲授疾病知识，通过白天有计划地安排小睡特别是午睡来减少睡意，给予患者理解、支持和鼓励，实施有效的心理干预，减少患者自卑、抑郁的情绪，综合治疗以提升患者生活质量。本文通过分享该病例的诊疗经过和不足之处，望与各位同道共同学习，提高对发作性睡病的认识。

（叶京英　张红）

参考文献

［1］中华医学会神经病学分会，中华医学会神经病学分会睡眠障碍学组，解放军医学科学技术委员会神经内科专业委员会睡眠障碍学组 . 中国发作性睡病诊断与治疗指南 . 中华神经科杂志，2015，48（6）：445-452.

［2］American Academy of Sleep Medicine. International Classification of Sleep Disorders. 3rd ed. Darien，IL：American Academy of Sleep Medicine，2014：143-161.

病例 9　阻塞性睡眠呼吸暂停低通气综合征患者垂体瘤的发病因素

一、病例介绍

病史资料　患者，男，54 岁，以"睡眠打鼾 10 余年，加重半年"之主诉于2016 年 8 月 29 日入院。患者 10 余年前在 1 年内体重增长 10 kg，之后出现睡眠打鼾，饮酒后加重。近半年无明显诱因打鼾加重，夜间张口呼吸，伴呼吸暂停和憋醒，憋醒后自觉胸闷。白天嗜睡明显，开车时可发生入睡。晨起口干，偶有头胀感，记忆力无明显减退，鼻腔通气稍差，左侧略重，极少有反酸、胃灼热（烧心），偶有呛醒，偶觉咽部异物感，无头痛，无扁桃体反复发炎史。既往史：鼻中隔矫正术后 6 年余，否认糖尿病、高血压、心脏病等疾病，吸烟饮酒 30 余年，每天吸烟 20 余支，每天饮白酒 3～4 两。配偶及子女均健康，家族史无特殊。

体格检查　身高 178 cm，体重 95 kg，BMI 30.0 kg/m²。外鼻无畸形，鼻中隔术后改变，轻度左偏，双侧鼻腔黏膜轻度苍白，双侧下鼻甲不大，双侧总鼻道少许分泌物。咽部慢性充血，双侧扁桃体肥大Ⅰ度，表面无脓性分泌物，舌位 3 型，电子喉镜下见腭咽平面呈环形狭窄，舌后平面轻度狭窄（图 9-1，见彩图）。会厌无畸形，双侧声带形态及活动正常。ESS 评分 5 分（总分 24 分）。

辅助检查　PSG（2016 年 8 月 23 日）：总睡眠时间 462.0 min，睡眠效率 92.9%，NREM 睡眠期 394.5 min，占总睡眠时间 85.4%，N1 期 231.5 min（50.1%），N2 期 163.0 min（35.3%），N3 期 0 min（0%），REM 睡眠期 67.5 min，占总睡眠时间的 14.6%，睡眠结构紊乱。呼吸事件 626 次，阻塞性呼吸暂停 99 次，中枢性呼吸暂停 18 次，混合性呼吸暂停 489 次，低通气 20 次，AHI 82.6 次/小时，AI 79.4 次/小时，HI 2.6 次/小时，以阻塞性呼吸事件为主，AHI（REM 睡眠期）66.1 次/小时，AHI（NREM 睡眠期）84.7 次/小时，仰卧位 AHI 87.4 次/小时，左侧卧位 AHI 84.6 次/小时，右侧卧位 AHI 75.8 次/小时，呼吸暂停平均时间 32.2 s，最长时间 68.9 s，低通气平均时间 30.1 s，最长时间 58.5 s，夜间平均血氧饱和度 93.1%，最低血氧饱和度 73.0%，T90% 82.0 min（占总睡眠时间 18%），总微觉醒 529 次，觉醒指数 69.3 次/小时。符合睡眠呼吸暂停低通气综合征（重度），低氧血症（中度）。

上气道 CT 检查（平扫＋测量）（2016 年 8 月 30 日）（图 9-2）：舌骨平面与下颌骨平面距离为 16 mm，舌骨位置越低表明上气道越长，意味着上气道不稳定性增加（图 9-2C）。冠状位可见双侧扁桃体肥大及咽腔软组织增厚，使咽腔左右径、前后径均狭窄（图 9-2A 和 9-2D），舌后平面轻度狭窄（图 9-2B）。

诊断　睡眠呼吸暂停低通气综合征（重度）。

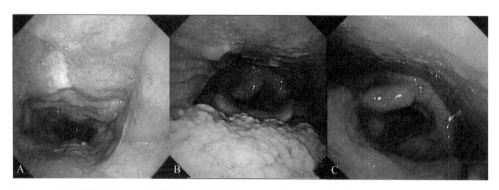

图 9-1　电子喉镜检查。**A.** 软腭平面呈环形狭窄；**B.** 舌后平面略狭窄；**C.** 声门区未见明显异常（见彩图）

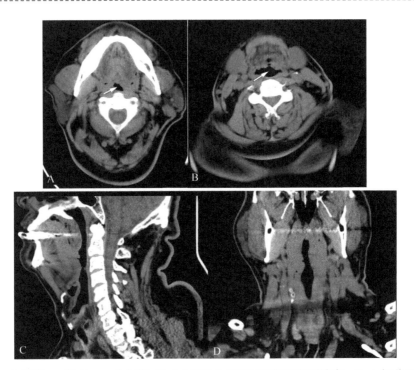

图 9-2　上气道 CT 检查。**A.** 上气道 CT（水平位）软腭后平面呈环形狭窄；**B.** 上气道 CT（水平位）舌后平面为轻度狭窄；**C.** 上气道 CT（矢状位）舌骨位置低；**D.** 上气道（冠状位）扁桃体肥大，咽腔左右径狭窄

治疗经过　入院后完善相关术前检查，结果回报：高密度脂蛋白胆固醇 0.75 mmol/L（↓），甘油三酯 4.21 mmol/L（↑），葡萄糖（空腹）17.53 mmol/L（↑），肌酐（血）48.1 μmol/L（↓），谷草转氨酶 12.3 U/L（↓），尿干化学＋尿沉渣（流式法）葡萄糖 OVER（4＋）mmol/L（↑）。心电图示窦性心律，T 波改变（Ⅰ、Ⅱ、aVF、V4～V6 低平，双向）。上气道 CT 检查（平扫＋重建）：软腭、口咽部软组织增厚，相应气道狭窄；左侧梨状窝稍浅，局部软组织结节样稍增厚。下肢静脉超声：双侧大隐静脉瓣膜功能不全。颈动脉＋椎动脉超声检查：右侧内中膜增厚；左侧颈动脉粥样硬化斑块形成。其余术前检查结果无异常。请内分泌科和心内科会诊后，给予胰岛素控制血糖，阿托伐他汀片 20 mg qd 治疗高血脂。患者血糖控制平稳后，于 2016 年 9 月 6 日全身麻醉下行腭咽成形术，手术顺利，术中出血约 15 ml，术后患者带气管插管转入 ICU 病房，给予呼吸机辅助通气以及补液、预防感染等治疗，次日患者麻醉苏醒，拔管后呼吸平稳，构音无声音嘶哑，转入耳鼻喉科病房继续治疗，密切监测有无感染、出凝血异常、呼吸困难等情况，平稳控制血糖。自术后第 7 天至术后第 17 天出院，患者每晚用单水平自动压力滴定呼吸机治疗，戴机后 90% 的治疗压力为 11.3 cmH$_2$O，平均血氧饱和度在 93% 以上，平均 AHI 为 5.3 次 / 小时，戴机情况良好，患者无

不适感。患者术后无感染、呼吸困难等严重并发症，伤口如期愈合。

患者术后第 8 天诉肩颈痛，请骨科会诊，建议对症治疗并查颈椎 MRI。颈椎 MRI 结果提示垂体增大，考虑垂体瘤。加查垂体激素，提示生长激素 3.310 ng/ml （↑），未见明显异常。请神经外科会诊，建议查蝶鞍区 MRI（平扫＋增强），结果提示垂体占位，符合垂体瘤并内部少量出血。建议患者继续呼吸机治疗 1 个月后门诊复诊，同时建议尽早到神经外科就诊，手术治疗垂体瘤。患者出院后，于 2016 年 9 月 26 日在我院神经外科入院，经术前评估无手术禁忌证后，于次日全身麻醉下行经鼻蝶窦垂体瘤切除术，病理结果：（鞍内）肿瘤细胞形态较一致，呈巢状排列，血窦丰富，伴出血及钙化形成，未见明确核分裂象。形态符合垂体瘤。免疫组化肿瘤细胞染色：Syn（＋）、NSE（部分＋）、CgA（个别细胞＋）、P53（－）、Ki-67（index 2%）。特殊染色：网织纤维（血管周＋）。患者术后恢复良好，顺利出院。

术前 MRI（图 9-3A 和 B）：垂体增大，在 T1W1 上呈等高混杂信号，在 T2W1 上呈等信号，增强扫描垂体左翼见不均匀低强化结节，约 14 mm×12 mm，垂体柄向右侧偏移，鞍底塌陷，左侧颈内动脉轻度受压。海绵窦信号未见异常，鞍上及鞍旁未见异常信号。影像学诊断：垂体占位，符合垂体瘤并内部少量出血。

术后 MRI（图 9-3C ～ E）：垂体瘤术后，比较术前 MRI：原垂体占位，现

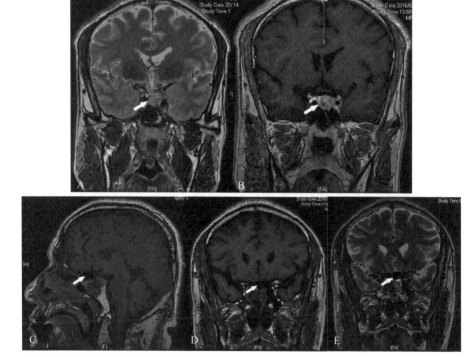

图 9-3　蝶鞍区磁共振成像（平扫＋增强）

已切除，术区未见明确异常强化，残余垂体强化良好，垂体柄较前居中，稍右偏；蝶窦术后改变，部分骨质缺如；双侧海绵窦未见异常。影像学诊断：垂体瘤术后改变。

最后诊断　①阻塞性睡眠呼吸暂停低通气综合征（重度）；②垂体瘤。

二、病例讨论

本例患者在临床上是易被忽视的一类患者。该患者以多年睡眠打鼾就诊，主诉主要围绕睡眠打鼾等症状，患者的肢端肥大症表现虽然不明显，但是已有口唇肥厚、下颌增宽的面型改变。临床上患者到耳鼻喉科看睡眠相关疾病，医生往往关注于 OSAHS，而垂体瘤导致的肢端肥大症起病缓慢而隐匿，引起的 OSHAS 容易被忽略。因此，结合本病例对垂体瘤及 OSAHS 的相关诊治进行阐述。

（一）垂体瘤

垂体瘤是一种良性的颅内内分泌肿瘤，其发病率约占颅内肿瘤的 10%，患者年龄分布较广，以 20 ～ 50 岁多见，生长激素可促使蛋白质合成，游离脂肪酸增加，血糖升高等，并促进身体组织细胞、骨骼、结缔组织等增生，导致肢端肥大症。患者主要表现为手足、头颅、肢体进行性肥大，手足增厚，手指增粗，口唇变厚，鼻梁宽而扁平，帽子、鞋袜、手套经常更换大号，皮肤粗糙，色素沉着，多汗，声音低沉。OSAHS 在肢端肥大症患者中非常常见。

垂体瘤主要指垂体前叶灶性增生，当增生较大压迫周围间质，并有包膜形成时，即成为垂体瘤，属脑外良性肿瘤，约占颅内肿瘤 8% ～ 12%，多发生于成年人，儿童仅占 10%。男女发病率相等，MRI 为首选检测方式。

1. 垂体瘤的分类　目前多按腺瘤有无分泌功能分类。

（1）分泌性腺瘤：①营养性激素腺瘤，包括催乳素（prolactin，PRL）腺瘤和生长激素（growth hormone，GH）腺瘤；②促激素腺瘤，包括促肾上腺皮质激素（adrenocorticotropic hormone，ACTH）腺瘤、促甲状腺激素（tryroid stimulating hormone，TSH）腺瘤和促性腺激素（gonadotropic hormone，GNH）腺瘤。

（2）无分泌性腺瘤：包括未分化细胞腺瘤，即嗜酸性粒细胞瘤或非嗜酸性粒细胞瘤。

本例患者垂体激素仅 GH 呈显著升高趋势，因此考虑为垂体 GH 腺瘤。垂体 GH 腺瘤在成人表现为肢端肥大症，由于血中 GH 及胰岛素样生长因子 1（insulin-like growth factor-1，IGF-1）持续升高，引起一系列以骨骼、软组织、内脏的增大为主要特征的内分泌代谢紊乱症状及心血管和呼吸系统等并发症，可合并阻塞性睡眠呼吸暂停低通气综合征（OSAHS），垂体 GH 腺瘤合并 OSAHS 的发病率为 19%～87.5%，我国成人 OSAHS 发病率为 3.5%～4.6%。

既往文献中认为垂体 GH 腺瘤的睡眠障碍主要为阻塞性，由于上呼吸道黏膜增生充血、舌体肥大、下颌骨突出、声带肥大等，在睡眠时引起口咽部软组织塌陷及上呼吸道阻塞而导致呼吸暂停及低通气，中枢性呼吸暂停罕见。

2. 垂体瘤的诊断和鉴别诊断　垂体瘤的 MRI 特征：平扫 T1W1 呈等或略低信号，少数为低等高混杂信号，T2W1 呈等或略高信号，少数为等高混杂信号，肿瘤呈圆形、椭圆形或不规则形，边缘光滑可分叶状，有时可见肿瘤通过鞍隔向上生长，冠状面呈葫芦状，是因受鞍隔束缚形成略对称的切迹，称"束腰征或 8 字征"，较典型。肿瘤内可见囊变、坏死、出血，肿瘤愈大，囊变、坏死、出血机会愈多。增强扫描呈不均匀强化。肿瘤充填蝶鞍向鞍上、鞍旁、鞍底生长侵犯，肿瘤向鞍上生长，或使鞍上池闭塞，视交叉受压、上移；向鞍旁生长，可使颈内动脉海绵窦段受压外移，甚至闭塞海绵窦、包裹颈内动脉使血管闭塞；向鞍底生长可破坏蝶窦、斜坡。

由于鞍区的结构非常复杂，毗邻组织多，良恶性肿瘤高发，因此应注意与以下肿瘤鉴别。

（1）颅咽管瘤：多见于青少年，多以尿崩发病，伴有垂体低功能，CT 有蛋壳样钙化，MRI 以长 T1 长 T2 信号为多见，强化不均匀。

（2）脑膜瘤：多以慢性头痛起病，内分泌功能紊乱少见，影像学表现为肿瘤向鞍上生长，等 T1 等 T2 信号影，均匀强化，多有脑膜尾征。

（3）脊索瘤：多以展神经、动眼神经以及末组颅神经功能障碍为首发表现，内分泌功能紊乱少见，影像学肿瘤多向上以及斜坡方向生长，MRI 呈长 T1 长 T2 信号影，强化明显，多侵蚀斜坡骨质。

（二）阻塞性睡眠呼吸暂停低通气综合征（OSAHS）

我国《全科医学杂志》在 2019 年发布了《成人阻塞性睡眠呼吸暂停基层诊疗指南（实践版 2018）》，基层医师可参照实施。

OSAHS 一般表现为夜间睡眠过程中打鼾，呼吸及睡眠节律紊乱，反复出现呼吸暂停及觉醒，或患者自觉憋气，晨起头痛，白天嗜睡明显，记忆力下降，严重者可出现心理、智力、行为异常；合并高血压、冠心病、心律失常、胰岛素抵抗和进行性体重增加。

睡眠呼吸暂停（sleep apnea）是指睡眠过程中口鼻呼吸气流消失或较基线幅度下降≥90%，持续时间≥10 s；低通气（hypopnea）指口鼻气流较基线水平降低≥30%，持续时间≥10 s，血氧饱和度下降≥3% 或伴随觉醒。呼吸暂停低通气指数（apnea hypopnea index，AHI）是指睡眠中平均每小时发生呼吸暂停与低通气的次数之和。成人 OSA 定义为每夜 7 h 睡眠过程中呼吸暂停及低通气反复发作 30 次以上，或 AHI ≥ 5 次 / 小时。呼吸暂停事件以阻塞性事件为主，伴打鼾、睡眠呼吸暂停、白天嗜睡等症状。

目前 OSAHS 的治疗方法繁多，最常实施的包括持续气道正压通气（continuous positive airway pressure，CPAP）、口腔矫治器以及外科手术等，在临床中要根据患者的特点选择适合其治疗的最佳方案。尽管外科手术有效性低于 CPAP，但极佳的治疗依从性使其仍是相当一部分 OSAHS 患者治疗的重要选择。

1. OSAHS 外科手术治疗

（1）鼻腔手术：包括鼻息肉切除、鼻中隔矫正以及功能性鼻窦内镜手术等一系列可改善鼻腔通气的术式。现有的研究数据证实鼻腔手术的实施可明显降低此类患者后续 CPAP 治疗的压力，提高治疗的舒适性及依从性。

（2）腭咽腔手术：主要包括腭垂腭咽成形术（uvulopalatopharyngoplasty，UPPP）及其一系列改良术式，是 OSAHS 治疗的最常用术式，具有操作简单、依从性佳、并发症相对较少以及主观疗效较好等多项优势，但其不足之处在于相对较低的客观有效率，相当一部分患者在术后仍有较重的睡眠呼吸紊乱。

（3）舌咽腔手术：相当一部分 OSAHS 患者存在舌咽平面阻塞。舌咽部术式种类繁多，根据创伤从小到大依次包括舌体射频消融术、舌根或舌骨悬吊术、颏舌肌前移术、舌中线部分切除术以及颈外入路舌部分切除术等。舌咽部手术极少单独使用，往往与腭咽部手术相结合以提高治疗的效果。

（4）颌骨前移术：颌骨前移术主要包括下颌骨前移及上下颌骨前移术，主要通过扩大骨性气道容积起效。其疗效明确，是治疗 OSAHS 的最有效术式，几乎可与 CPAP 疗效相当，适用于不能耐受 CPAP 的重度 OSAHS 患者，亦可作为常规咽腔手术失败后的进一步治疗选择。但此类手术的缺点在于相对较大的创伤及较高的并发症风险，对患者面容也会产生改变，因此较难被患者所接受。

（5）气管切开术：尽管效果明确，但当前气管切开术在 OSAHS 治疗方面应用范围极有限，不应作为常规治疗方案。

（6）减重手术：对于一些极度肥胖的 OSAHS 患者（BMI ≥ 35 kg/m²），常规的治疗方法往往很难实施及奏效，目前在临床中最常实施的减重术式包括胃袖状切除术、胃旁路手术以及可调式胃束带法等。

2. OSAHS 患者围术期的气道管理　由于 OSAHS 表现为睡眠时上气道反复的部分或完全阻塞，在麻醉中及麻醉后恢复期，发生急性呼吸道事件的危险程度高于非 OSAHS 患者，引起这些事件的原因包括：困难插管；急性呼吸道事件，如麻醉、镇静及镇痛药物的应用加重上气道的塌陷；低通气反应降低。因此应重视重度 OSAHS 患者围术期的气道管理，减少围术期相关并发症的发生。

（1）术中气道管理：对于部分局部麻醉或阻滞麻醉下即可完成的术式，尽可能选择局部麻醉或阻滞麻醉替代全身麻醉；插管前应充分氧合，尽可能选择低呼吸抑制的麻醉诱导药物，比如右美托咪定；诱导麻醉后选择合适头位，比如在枕部放置垫枕抬高并使头位略前倾，即"嗅物位"，此头位下骨性气道径线较大，气道负荷较低；患者应于全身麻醉完全清醒后拔管，可于半坐卧位拔管以减轻拔管后气道负荷；如拔管后出现氧合明显下降，可立即予以呼吸机面罩辅助呼吸；患者拔管后可于麻醉后恢复室密切留观，如有较重频繁氧降事件，可考虑带管入ICU留观。

（2）术后气道管理：术后24 h应持续吸氧并连续监测血氧，高危患者可连续监测多日；避免仰卧位，尽量侧卧位或半仰卧位；如无禁忌，可考虑静脉或雾化激素治疗以减轻术后气道水肿；术后尽可能避免镇静及镇痛类药物；高危患者可于床旁备口咽通气道甚至气管切开包；带管入ICU的患者可于第2日拔管，拔管时应做好再插管甚至气管切开的准备，涉及上气道的创伤较大术式（比如接受双颌手术的严重OSA患者）甚至可考虑于术后3天再行拔管。

（3）围术期CPAP的应用：如有条件，尽可能在压力滴定试验后确定合适的呼吸机模式及压力范围；如无条件，可选择自动压力调节模式的呼吸机；如患者耐受不良，可通过多种方法提高潜在的耐受率，例如缓慢提高呼吸机治疗压力、积极宣教、选择合适的面罩以及管道加温、加湿等；通过各种措施仍不能耐受的患者，则可建议围术期其他较为保守的方法缓解病情，比如口腔矫治器、侧卧睡眠或者氧疗等。

（4）术前预防性气管切开术：此术式并不作为常规措施，但在以下情况下，可考虑予以实施：接受多个气道平面咽腔软组织手术或双颌手术的重度OSA患者，尤其是在很难保证有术后ICU留观条件的医疗机构；其他范围较大的咽腔软组织或颌骨手术；极度肥胖的中重度OSA患者；其他可能出现呼吸抑制的患者。

关于垂体瘤引起的OSAHS治疗，学者李五一等提出活动性肢端肥大症应先手术、放射治疗、生长抑素激动剂（octretide）或溴隐亭等治疗垂体瘤[1]。有研究显示原发病治疗后，肢端肥大症引起的OSAHS有可能明显改善[2-3]。

本例患者从出现睡眠打鼾、睡眠呼吸暂停到确诊垂体瘤、肢端肥大症达10余年。临床医师遇到OSAHS时，思维不应局限在治疗方法上，还应查找病因，以睡眠呼吸暂停伴血糖升高就诊的患者，应注意观察其面容、手足，尤其应询问其鞋号是否明显增加，并检查生长激素（GH）水平、MRI等，提高对肢端肥大症的警惕，可以使患者及早得到诊治，以防延误病情，出现严重并发症[4]。

（叶京英 张红 项晋昆）

参考文献

［1］李五一，倪道凤，张宝泉，等 . 头颈肿瘤引起的阻塞性睡眠呼吸暂停低通气综合征 . 中华耳鼻咽喉科杂志，2003，38（1）：63-64.

［2］Rosenow F，Reuter S，Szelies B，et al. Sleep apnoea in acromegaly prevalence，pathogenesis and therapy. Report on two cases. Presse Med，1994，23：1203-1208.

［3］Astrom C，Christensen L，Gjerris F，et al. Sleep in acromegaly before and after treatment with adenomectomy. Neuroendocrinology，1991，53：328-331.

［4］中华医学会内分泌学分会，中华医学会神经外科学分会，中国垂体腺瘤协作组 . 中国肢端肥大症诊治指南 . 中华神经外科杂志，2013，29（10）：975-979.

第**5**章 中枢性睡眠增多

中枢性睡眠增多也称为日间过度思睡（excessive daytime sleepiness，EDS），是指在白天应该维持清醒的主要时段不能保持清醒和警觉，出现难以抑制的困倦欲睡甚至突然入睡，是许多睡眠疾病的主要临床表现。多在久坐、无聊或单调的环境中发生，严重者可以不分时间、地点，毫无预兆地突然入睡，给患者的工作及生活带来很大影响，甚至造成意外事故而危及自身及他人安全。据统计，思睡相关交通事故的发生率比普通人群高 7 倍以上，但尚未引起广泛重视。日间过度思睡的轻重程度不一，临床表现各异，部分患者每天的总睡眠时间明显增多，但醒后并无精神和体力恢复的感觉。有些患者在小睡后一段时间内思睡症状可暂时缓解，但不能持久。日间过度思睡儿童患者可表现为学习成绩不佳、注意力涣散、情绪不稳、多动等看似与思睡不一致的症状。多数情况下，日间过度思睡是一个慢性症状，持续时间大于 3 个月才能考虑诊断。

思睡在人群中的发生率为 0.5% ～ 35.8%，大多数报道在 5% ～ 15%，9.4%的中国小学生有时或经常上课睡觉，差异较大的原因与所调查人群及使用问卷的不同有关，频繁倒班者、老人、青少年及女性人群中思睡的发生率较高。

引起日间过度思睡的原因众多，根据 ICSD-3 的定义，中枢性睡眠增多分为八类：①Ⅰ型发作性睡病；②Ⅱ型发作性睡病；③特发性睡眠增多，④ Kleine-Levin 综合征；⑤躯体疾病引发的睡眠增多；⑥药物或物质使用引发的睡眠增多；⑦与精神疾病相关的睡眠增多；⑧睡眠不足综合征。其中发作性睡病、特发性睡眠增多最为多见。

发作性睡病（narcolepsy）是最常见的中枢性睡眠增多性疾病，临床表现为难以控制的思睡、猝倒、睡瘫、入睡幻觉及夜间睡眠紊乱。通常在 10 ～ 20 岁起病，人群患病率估计在 0.02% ～ 0.18%，男性和女性患病率大致相当，是继睡眠呼吸障碍之后，引起白天过度思睡的第二大病因。它是一种慢性睡眠疾病，严重者可影响患者的生活质量和社会功能。发作性睡病的病因不明，一般认为是环境因素与遗传因素相互作用的结果。半数以上病例症状的出现有一定的诱因，如情绪紧张、压力大、过度疲劳等；病毒感染特别是 H1N1 甲型流感病毒感染也可能诱发发作性睡病。大约 8% ～ 10% 的发作性睡病患者具有家族史，患者第一代直系亲属的患病概率为普通人群的 20 ～ 70 倍；25% ～ 31% 的单卵双生子共患发作性睡病，提示遗传因素在其起病中有重要作用。人发作性睡病与人类白细胞抗原（HLA）具有高度相关性，*HLA DQB1*0602*（HLADQw6 亚型）在各个种族的睡病患者中均有很高的阳性率，达 88% ～ 100%。中国典型患者的 *HLA DQB1*0602* 阳性率高达 95%，远较人群 23% 的阳性率高。

下丘脑分泌素是 1998 年发现的肽类物质，具有促醒作用，由分布在下丘脑后侧部的少量神经细胞合成，并广泛投射到大脑及脊髓各部分。动物发作性睡病与下丘脑分泌素或其受体基因突变有关；而人发作性睡病是由于免疫损伤致下丘脑分泌素细胞凋亡、激素分泌减少所致，患者脑脊液（CSF）中的下丘脑分泌素水平显著降低或缺失。

病例 10　发作性睡病合并精神障碍

一、病例介绍

病史资料　患者，女，15 岁，主因日间睡眠增多 3 年，精神行为异常 10 个月，于 2014 年 8 月 5 日入院。患者 3 年前开始出现日间发作性不可抑制嗜睡，上课时嗜睡，可被他人唤醒或自行觉醒；大笑时自觉双下肢发软，但无跌倒；无睡眠麻痹，无入睡前恐惧和幻觉，日常生活懒散，少动，贪吃，体重增加（具体不详），能继续上学，但学习成绩下降；10 个月前出现精神行为异常，住校期间打电话要求回家，曾于凌晨 4 时未穿衣服"梦游"至老师房间，有时哭闹，被母亲接回家后出现发呆，称自己谈恋爱了（后经证实无此事），时哭时笑，脾气暴躁，自言自语，睡眠质量较差，独自躺在某处自言自语"走开""不要脸"，询问时不解释，发脾气，多呈坐位或卧位，嗜睡，贪吃，有时看手机。在外院行 3 次多次睡眠潜伏时间试验（MSLT），2 次平均睡眠潜伏时间（sleep latency, SL）缩短，2 次出现 SOREMP；根据临床症状和多导睡眠监测（PSG）结果，先后诊断为睡眠障碍，精神分裂症；间断服用中枢兴奋药和抗精神病药（具体方案不详），但患者依从性差，治疗效果欠佳。为求进一步诊断与治疗，至我院就诊。患者自发病以来，睡眠质量较差，饮食尚可，大小便正常，体重由 76 kg 增至 91 kg。既往曾因体重指数（BMI）为 37.80 kg/m² （正常值为 18.50 ～ 23.90 kg/m²，＞ 28 kg/m² 定义为肥胖）诊断为肥胖症，予节食、运动和二甲双胍治疗。

无特殊个人史及家族史。

入院后神经系统检查　神志清楚，语言清晰，表情淡漠，脑神经检查未见明显异常，四肢肌力 5 级、肌张力正常，腱反射对称存在，双侧指鼻试验稳准，双侧病理征阴性。

实验室检查　血常规、血糖、甲状腺功能性激素水平均于正常值。

影像学检查　头颅 MRI 显示垂体饱满，余未见明显异常。盆腔超声未见异常。多次行 PSG，未见特异性改变。行阳性和阴性症状量表（positive and negative symptom scale，PANSS）评价，阴性症状量表未见明显阴性症状；阳性症状量表提示常出现幻觉，主要为幻听，多为议论或谈恋爱内容，思维内容常有猜疑或疑被人偷窥，情绪不稳，易激惹，钟情妄想明显。

诊断　①Ⅰ型发作性睡病；②精神分裂症。

治疗经过　入院后予盐酸哌甲酯缓释片（专注达）18 mg/d 治疗发作性睡病；盐酸氟西汀（百忧解）抗焦虑和抑郁，起始剂量 10 mg/d，后增加剂量至 20 mg/d；奥氮平抗精神病治疗每晚 2.50 mg，后增加剂量至每晚 5 mg，后因考虑体重增加停用奥氮平，改为齐拉西酮 20 mg/d 和托吡酯（妥泰）25 mg/d 口服治疗。患者住院 10 天，出院后继续上述药物治疗 3 个月后随访，发作性睡病症状和精神行为异常明显改善，可以正常上学，学习成绩有所提高，人际关系改善。

二、病例讨论

发作性睡病主要表现为日间过度思睡（EDS）、猝倒、睡眠麻痹和入睡前幻觉，诊断主要依靠临床表现、PSG、MSLT、脑脊液下丘脑分泌素 -1 测定[1-2]、人类白细胞抗原（HLA）基因分型检测[3]。发作性睡病患者常伴精神症状，甚至以精神症状为突出表现，通常于青少年期发病，部分患者与精神分裂症相似[4-5]，临床诊断困难。有文献报道，部分患者的发作性睡病与精神疾病如精神分裂症可先后出现[6-7]，最终诊断为发作性睡病与精神分裂症共病，与本文患者相一致。

发作性睡病患者常存在入睡前幻觉，这些幻觉经历多数是不愉快的，常伴恐惧和威胁，导致患者出现恐惧、焦虑症状和抑郁症状，甚至表现为异常行为，因此易与精神分裂症相混淆[8]。也有发作性睡病误诊为精神分裂症的个案报道[7]，虽然目前尚无大样本研究，但早在 1884 年即已有发作性睡病与精神分裂症共病的病例报道[9]。

本文患者以白天过度思睡发病，未接受中枢兴奋药治疗，约 2 年后出现明显精神症状，结合 MSLT 和精神分裂症相关量表测验，发作性睡病与精神分裂症共病诊断明确，同时予中枢兴奋药和抗精神病药，临床症状明显改善。

发作性睡病与精神分裂症共病，二者之间是否存在某种联系？ 目前对此有 3 种假说：①二者可能是两种不同疾病，并无明显关联性，仅是偶然发生于某例患者。然而，一项小样本临床研究显示，精神分裂症患者发作性睡病发生率明显高于正常人群[10]，故不能用偶然发生解释。②某些发作性睡病患者精神症状较为突出，易误诊为合并精神分裂症。此观点的提出基于临床观察到部分发作性睡病患者精神症状可给予盐酸哌甲酯（利他林）治疗后完全缓解。但上述现象仅见于部分患者。研究显示，发作性睡病患者精神症状虽然表现为各种幻觉，但多为幻视，而精神分裂症常出现幻听，同时发作性睡病妄想相对少见[8]，二者临床症状仍有一定差异，可资鉴别。③精神分裂症可能是发作性睡病治疗药物——中枢兴奋药如利他林、安非他明等的不良反应[11]，常于停药后症状好转或消失。但部分患者先出现精神分裂症再出现发作性睡病症状[6]，故无法解释二者之间的联系。因此我们推测，发作性睡病与精神分裂症共病，二者之间可能存在某种特殊的联系。

目前已经明确在免疫调节方面发挥重要作用的 *HLA DQB1*0602* 基因与发作性睡病的发生密切相关。*HLA DQB1*0602* 基因在正常人群中阳性率为 12% ～ 38%，而在 Ⅰ 型发作性睡病（伴猝倒）患者中高达 85%[12]。但 Nimgaonkar 等[13]认为，精神分裂症患者 *HLA DQB1*0602* 基因阳性率低于正常人群，表明 *HLA DQB1*0602* 基因是精神分裂症的保护因素。约 85% 的发作性睡病患者携带精神分裂症的保护性基因，因此推测发作性睡病患者精神分裂症发生率极低，但此推测与多项研究结果不符[14-15]。2014 年，Huang 等[16]针对发作性睡病与精神分裂症共病患者、精神分裂症患者和正常对照者的研究，结果显示，发作性睡病与精神分裂症共病患者 *HLA DQB1*0301/0602* 基因阳性率明显高于精神分裂症患者和正常对照者。因此我们认为，发作性睡病与精神分裂症共病，二者之间可能存在某种联系，但这一假设尚待更多研究证实。

目前，发作性睡病与精神分裂症共病的治疗药物主要是中枢兴奋药和抗精神病药，但单纯应用中枢兴奋药可能引起甚至加重精神症状，单纯应用抗精神病药亦疗效欠佳[17-20]。本文患者联合应用两种药物有一定疗效，若能明确发作性睡病与精神分裂症之间的联系和共病的潜在机制，将为此类患者的治疗提供新的方向。结合本文患者的药物治疗反应，中枢兴奋药和抗精神病药联合应用可能使此类患者获益，尚待更多大样本临床研究证实。

（李宁　丁岩　詹淑琴）

参考文献

［1］American Academy of Sleep Medicine. International classification of sleep disorders. 3rd ed. Darien，IL：American Academy of Sleep Medicine，2014：146-161.

［2］中华医学会精神科分会 . 中国精神障碍分类与诊断标准 . 3 版 . 济南：山东科学技术出版

社，2001：75-78.

[3] Berkowski JA，Shelgikar AV. Disorders of excessive daytime sleepiness including narcolepsy and idiopathic hypersomnia. Sleep Med Clin，2016，11（3）：365-378.

[4] Tandon R，Keshavan MS，Nasrallah HA. Schizophrenia："just the facts"what we know in 2008. 2：epidemiology and etiology. Schizophr Res，2008，100（1-3）：4-19.

[5] Nishino S. Clinical and neurobiological aspects of narcolepsy. Sleep Med，2007，8（4）：373-399.

[6] Canellas F，Lin L，Julia MR，et al. Dual cases of type 1 narcolepsy with schizophrenia and other psychotic disorders. J Clin Sleep Med，2014，10（9）：1011-1018.

[7] Chen MH，Bai YM，Chen YS，et al. Comorbidily of narcolepsy and schizophrenia in an adolescent patient. J Chin Med Assoc，2014，77（11）：598-600.

[8] Forluyn HA，Lappenschaar GA，Nienhuis FJ，et al. Psychotic symptoms in narcolepsy：phenomenology and a comparison with schizophrenia. Gen Hosp Psychiatry，2009，31（2）：146-154.

[9] Morton WJ. A case of morbid somnolence. J Nerv Ment Dis，1884，11：615-619.

[10] Ullman KC. Narcolepsy and schizophrenia. Am J Psychiatry，1977，134（7）：822.

[11] Pawluk LK，Hurwitz TD，Schluter JL，et al. Psychiatric morbidity in narcoleptics on chronic high dose methylphenidate therapy. J Nerv Ment Dis，1995，183（1）：45-48.

[12] Mignot E. Genetic and familial aspects of narcolepsy. Neurology，1998，50（2 Suppl 1）：16-22.

[13] Nimgaonkar VL，Rudert WA，Zhang X，et al. Negative association of schizophrenia with HLA DQB1*0602：evidence from a second African _ American cohort. Schizophr Res，1997，23（1）：81-86.

[14] Wilcox J. Psychopathology and narcolepsy. Neuropsychobiology，1985，14：170-172.

[15] Davison K，Bagley CR. Schizophrenia-like psychoses associated with organic disorders of the central nervous system：a review of the literature/ZHemngton RN. Current problems in neuropsychiatry. Ashdord：Br J Psychiatry Special Publication，1969：113-185.

[16] Huang YS，Guilleminault C，Chen CH，et al. Narcolepsy-cataplexy and schizophrenia in adolescents. Sleep Med，2014，15（1）：15-22.

[17] Auger RR，Goodman SH，Silber MH，et al. Risks of high-dose stimulants in the treatment of disorders of excessive somnolence：a case-control study. Sleep，2005，28（6）：667-672.

[18] Kondziella D，Arlien-Soborg P. Diagnostic and therapeutic challenges in narcolepsy-related psychosis. J Clin Psychiatry，2006，67（11）：1817-1819.

[19] Undurraga J，Garrido J，Santamaria J，et al. Treatment of narcolepsy complicated by psychotic symptoms. Psychosomatics，2009，50：427-428.

[20] Fernandez V，Davies S，Walters N. Treatment dilemmas in a young man presenting with narcolepsy and psychotic symptoms. Case Rep Psychiatry，2011，2011：804357.

病例 11 嗜睡猝倒发作的尼曼-皮克病 C 型

尼曼-皮克病（Niemann-Pick disease，NPD）是一种鞘磷脂和胆固醇沉积于身体各器官的常染色体隐性遗传病。以年幼儿童多发，具有肝、脾大，眼底黄斑部樱桃红色斑及骨髓涂片中大的泡沫样细胞等主要特征。该病主要分为 A、B、C 及 D 四型，尼曼-皮克病 C 型（Niemann-Pick disease type C，NPC）主要是因肝、脾和脑细胞中的胆固醇和鞘氨醇转运障碍引起这些物质在细胞溶酶体内沉积，导致神经系统和内脏病变。本病是一种严重的致死性疾病。睡眠障碍发生在 NPC 病例报道中极少见。本文报道 1 例伴发作性睡病和睡眠呼吸暂停的 NPC 成人型病例。

一、病例介绍

病史资料 患者，男，33 岁，主因"肢体活动笨拙 7 年，言语不清、饮水呛咳 3 年，猝倒发作 1 年"入院。患者于 7 年前开始出现双下肢活动笨拙，走路不稳，尚不影响日常生活，随后症状缓慢加重。3 年前出现双上肢活动笨拙，精细动作差，同时逐渐出现言语不清，语速缓慢，饮水呛咳，反应慢。1 年前间断出现猝倒，多于情绪激动时出现，发作时四肢无力，瘫倒在地，呼之可应声，但不能准确回答问题，症状持续数秒到 5 min 自行缓解，无肢体抽搐及尿失禁。近 1 年白天睡眠较前增多。病程中无明显头晕、头痛，无肢体麻木无力，无二便障碍。

既往史 1 岁半时因"先天性脾大"行脾切除术。

个人史 结婚 12 年，配偶及子女体健。

家族史 父亲患有糖尿病，母亲曾患多发性骨髓瘤，有一妹妹体健，否认家族遗传病史及类似疾病史。

体格检查 血压 120/90 mmHg，神志清楚，言语欠流利，理解力和计算能力下降，粗测视力正常，双眼上下视受限，无眼震，双侧瞳孔正大等圆，对光反射灵敏，眼底检查正常。双侧额纹对称，口角无偏斜，粗测听力正常，伸舌居中，悬雍垂居中，软腭抬举有力，双侧咽反射迟钝，耸肩转头有力，四肢肌力 5 级，双下肢肌张力高，双下肢腱反射活跃，双侧查多克征（＋），巴氏征（±），四肢深浅感觉正常，双手指鼻试验欠稳准，轮替动作笨拙，双侧跟膝胫试验欠稳准，颈软，克氏征阴性。

辅助检查 血常规、尿常规、便常规大致正常。生化全项检查：前白蛋白 146 mg/L，甘油三酯 2.38 mmol/L，低密度脂蛋白 3.31 mmol/L；红细胞沉降率

（一），甲状腺功能（一），抗心磷脂抗体（一），抗核抗体谱（一）；肿瘤相关抗原 72 ～ 4 13.24 U/ml（0 ～ 6.9），血清免疫蛋白电泳未见 M 蛋白成分。脑脊液检查：压力 160 mmH$_2$O，白细胞计数 $2×10^6$/L，葡萄糖浓度 70 mg/dl（即时血糖浓度 7.44 mmol/L），氯浓度 113 mmol/L，蛋白浓度 12 mg/dl；免疫球蛋白：IgA 浓度 0.54 g/L（0 ～ 0.2），TORCH 8 项（一），寡克隆区带（一），24 h IgG 鞘内合成率 9.17 mg/24 h（0 ～ 9），Hu-Ri-Yo（一）。血尿有机酸筛查：未见典型有机酸和氨基酸代谢障碍病改变。酸性鞘磷脂酶活性检测在正常范围内。脑电图示：中度异常，前额、颞前 θ 节律。简明精神状态检查表（mini-mental state examination，MMSE）20 分。腹部超声：肝大小正常，脾切除后改变。脑 MRI 示幕上脑室轻度积水。

PSG：分析结果显示睡眠效率降低，睡眠结构片段化，Ⅰ期睡眠比例增多，Ⅱ期睡眠比例正常，REM 睡眠期比例减少，睡眠潜伏时间延长；睡眠中可见重度呼吸暂停低通气事件（图 11-1），AHI 为 59.8 次 / 小时，以中枢性为主，重度低氧血症，最低血氧饱和度为 57%。MSLT 显示平均睡眠潜伏时间 3.9 min，5 次小睡中出现 2 次 REM 睡眠期，平均 REM 睡眠潜伏期 2.8 min。

骨髓穿刺 可见尼曼-皮克细胞（图 11-2；见彩图）。

***NPC1* 基因检测** 患者可见第 18 外显子纯合突变 c.2738G > A，p.G913D，其母亲为同位置杂合突变（图 11-3；见彩图）。

诊断 ①尼曼-皮克病 C 型；②发作性睡病（继发性）；③中枢性睡眠呼吸暂停。

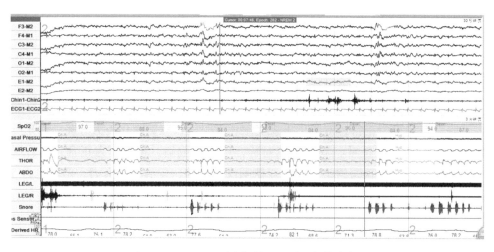

图 11-1 PSG 显示中枢性睡眠呼吸暂停事件

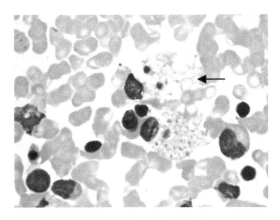

图 11-2　患者骨髓涂片显示尼曼-皮克细胞（HE，×40；见彩图）

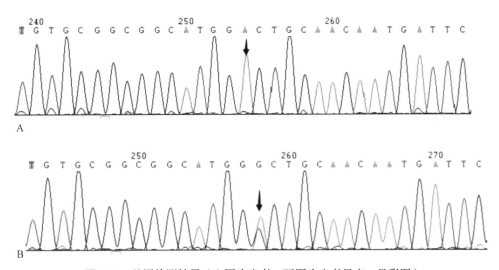

图 11-3　基因检测结果（上图为患者，下图为患者母亲；见彩图）

二、病例讨论

尼曼-皮克病 C 型（NPC）是一种非典型溶酶体脂类贮积病，发病率小于 1/12 万[1]。本病是由于 *NPC1* 和 *NPC2* 基因编码的产物引起肝、脾和脑细胞中的胆固醇和鞘氨醇转运障碍，使其在溶酶体中沉积，而沉积的胆固醇可抑制酸性鞘磷脂酶活性，继发鞘磷脂沉积。

（一）临床表现

NPC 临床表现具有高度多样化，其临床谱可以从新生儿快速死亡到成人发病的慢性神经系统变性病。神经系统受累程度决定了大部分患者的疾病严重程度，典型者多在神经系统症状之前有系统表现（如新生儿期胆汁淤积性黄疸或

婴儿 / 儿童期孤立的脾大 / 肝大）[2]。有研究者[3]将 NPC 临床症状分为三类：①内脏症状：肝大、脾大，一般出现在儿童早期；②皮质症状：精神障碍、认知障碍、癫痫，一般出现在成人前期；③深部脑症状：小脑性共济失调、运动障碍、垂直性核上性眼肌麻痹、构音障碍、吞咽困难、猝倒、耳聋，一般出现在疾病后期，是致残和致死主要原因。垂直性核上性眼肌麻痹是 NPC 最具特征性表现，猝倒虽然发生率不高却是另一个特异性症状（通常由大笑诱发）[2]。

本病例具有婴儿早期发现脾大、小脑性共济失调、构音障碍、智能障碍、猝倒以及特征性垂直性核上性眼肌麻痹等表现，临床上高度提示 NPC；骨髓活检发现疑似尼曼-皮克细胞支持 NPC 诊断；最后基因检测在 *NPC1* 基因第 18 外显子发现一个纯合突变基本确定诊断。酸性鞘磷脂酶活性在正常范围内也支持该病诊断，因 NPC 酸性鞘磷脂酶活性可以轻度降低或正常，有别于尼曼-皮克病 A 和 B 型酸性鞘磷脂酶活性明显减低。

（二）鉴别诊断

NPC 鉴别诊断需要考虑亨廷顿病（Huntington disease，HD）、Gerstmann-Straussler-Scheinker 综合征（Gerstmann-Straussler-Scheinker syndrome，GSS 综合征）、进行性核上性麻痹（progressive supranuclear palsy，PSP），后三者均可见认知下降、共济失调、运动障碍和垂直性核上性眼肌麻痹，而 HD 和 GSS 综合征是常染色体显性遗传，PSP 多于 50 ～ 70 岁起病，且均与脾大无关，以上特点有助于它们与 NPC 鉴别。

以往 NPC 病例关于睡眠障碍的报道极少见。猝倒是 NPC 特异性临床表现之一，同时也是发作性睡病的主要症状之一，该患者同时存在日间过度思睡（EDS）和猝倒，符合发作性睡病诊断的临床症状。我们进行 MSLT 检查结果显示平均睡眠潜伏时间缩短，时间为 3.9 min，5 次小睡中出现 2 次 REM 睡眠期，故该患者符合发作性睡病的诊断标准。Vankova[4]研究发现 5 例 NPC 患者存在睡眠障碍，MSLT 显示白天平均睡眠潜伏时间缩短，与我们的研究一致。目前的研究结果显示丘脑背外侧神经元产生的下丘脑分泌素是兴奋和促觉醒类神经递质，它的缺失是发作性睡病，尤其是伴发猝倒的发作性睡病的原因。重复试验均表明，在伴发猝倒的发作性睡病患者中，下丘脑分泌素缺乏的患者占 90% 以上[5]。人类下丘脑分泌素缺乏，主要源自下丘脑背侧分泌下丘脑分泌素神经元的丢失，而非受体基因的突变[6]。关于 NPC 患者出现发作性睡病的具体机制尚不清楚，推测可能与中枢神经系统神经元广泛变性包括下丘脑分泌素神经元变性有关。有研究发现 NPC 患者 CNS 最严重改变可见于丘脑和小脑[7]。

该患者的 PSG 检查还发现睡眠效率降低，睡眠结构片段化，Ⅰ 期睡眠比例增多，Ⅱ 期睡眠比例正常，REM 睡眠期比例减少，睡眠潜伏时间延长。AHI 为

59.8 次 / 小时（＞ 30），最低血氧饱和度为 57%（＜ 80%），并且中枢性睡眠呼吸暂停（CSA）事件占总呼吸暂停事件 55% 以上，故该患者可定义为重度中枢性呼吸暂停低通气事件，以往文章未见 NPC 伴 CSA 的相关报道。以往报道中，神经系统变性疾病引起中枢性呼吸睡眠暂停事件并不少见，其中报道最多是混合性睡眠呼吸暂停（mix sleep apnea，MSA），该病主要累及锥体外系、小脑、自主神经、脑干和脊髓，其中包括呼吸调控网络所在区域，从而导致持续低通气、化学感受器敏感性下降而诱发 CSA。中枢神经系统存在中枢自律网络（central autonomic network，CAN），包括丘脑下部、延髓、孤束核等结构。CAN 控制着交感神经、副交感神经及呼吸运动神经元，我们推测 NPC 可能因丘脑及脑干退变影响了 CAN，从而导致 CSA。

（李宁　矫黎东　詹淑琴）

参考文献

［1］ Vanier M T. Niemann-Pick disease type C. Orphanet J Rare Dis，2010，5：16.

［2］ Nevsimalova S，Malinova V. Cataplexy and sleep disorders in Niemann-Pick type C disease. Curr Neurol Neurosci Rep，2015，15（1）：522.

［3］ Sévin M，Lesca G，Baumann N. The adult form of Niemann-Pick disease type C. Brain，2007，130（Pt 1）：120-133.

［4］ Vankova J，Stepanova I，Jech R，et al. Sleep disturbance and hypocretin deficiency in Niemann-Pick disease type C. Sleep，2003，26（4）：427-430.

［5］ Hong S C，Lin L，Jeong J H，et al. A study of the diagnostic utility of HLA typing，CSF hypocretin-1 measurements，and MSLT testing for the diagnosis of narcolepsy in 163 Korean patients with unexplained excessive daytime sleepiness. Sleep，2006，29（11）：1429-1438.

［6］ Peyron C，Faraco J，Rogers W，et al. A mutation in a case of early onset narcolepsy and a generalized absence of hypocretin peptides in human narcoleptic brains. Nat Med，2000，6（9）：991-997.

［7］ Walterfang M，Fahey M，Desmond P，et al. White and gray matter alteration in adults with Niemann-Pick disease type C：a cross-sectional study. Neurology，2010，75（1）：49-56.

　　随着 38 亿年前蓝绿藻类生物的出现，生物的周期性变化规律诞生。人类在进化过程中，通过严格要求机体需要保持内外环境之间的最佳同步于协调。在生物钟的调控下，人类的睡眠-觉醒和其他生理、心理、行为及生物化学变化多呈现出以 24 h 为周期的昼夜节律特征[1-2]。昼夜节律相关睡眠-觉醒障碍（circadian rhythm sleep-wake disorders，CRSWDs）是指因昼夜时间维持与诱导系统变化或内源性昼夜节律与外部环境不同步所引起的各种睡眠-觉醒障碍。最常见的症状是入睡困难、睡眠维持困难及日间睡眠增多。CRSWDs 可诱发心血管、胃肠道、代谢、认知及情绪紊乱，影响患者的身心健康，导致学习、社交、工作及其他重要功能的损害，成为个人及公共安全的隐患[3]。一项临床调查显示，最常见的CRSWDs 为睡眠-觉醒时相延迟障碍，发病率约 83%，其次为非 24 h 睡眠-觉醒节律障碍，发病率约为 12%。值得注意的是有 26.1% ～ 32.1% 倒班者可出现倒班工作相关的睡眠-觉醒障碍。近年来，不良行为引发的 CRSWD 及身心疾病日益增多，全球脑健康（2016 年）调查结果显示[4]，仅 53% 的人能保持规律睡眠（＞ 40 岁），34% 睡前 1 h 接触含蓝光电子产品。临床上由于认识不足，且患者多主诉入睡困难、早醒、日间思睡等常被误诊为失眠而误治。因此，在临床实践中了解 CRSWDs 的病理生理及发病机制，对于鉴别诊断和早期积极规范性治疗十分重要。

一、分类和诊断标准

　　CRSWDs 临床分为三大类 7 种类型。第一大类为**内源性昼夜节律失调型**，又称睡眠时相障碍，主要为昼夜钟结构或功能紊乱所致，包括睡眠-觉醒时相延迟障碍（delayed sleep-wake phase disorder，DSWPD）、睡眠-觉醒时相提前障碍（advanced sleep-wake phase disorder，ASWPD）、非 24 h 睡眠-觉醒节律障碍（non-24-hour sleep-wake rhythm disorder，N24SWD）、不规律的睡眠-觉醒节律障碍（irregular sleep-wake rhythm disorder，ISWRD）；第二大类为**外源性昼夜节律失调型**，主要包括时差相关睡眠障碍（jet lag disorder，JLD）和倒班工作睡眠-觉醒障碍（shift work sleep-wake disorder，SWSWD）；第三大类为**非特殊昼夜节律性睡眠-觉醒障碍**（circadian sleep-wake disorder not otherwise specified），常见于

内科及神经精神疾病者，如痴呆患者的日落综合征。根据临床症状持续的时间，CRSWDs又可分为：①阵发性：症状持续至少1个月但不超过3个月；②持续性：症状持续3个月或更长；③复发性：1年内发作2次或更多。

ICSD-3提出，CRSWDs诊断基本要求为：慢性（≥3个月）反复失眠或（和）过多日间思睡，7～14天睡眠日记或体动仪监测证实其主要睡眠−觉醒时间较期望的或所需要的睡眠−觉醒时间显著不一致或不规则，不能用其他类型睡眠障碍、内科和神经系统或精神疾病、使用的药物或物质来解释。在诊断时需注意，如为惯常晚睡、晚起或早睡、早起者，又无需因外环境、社会/工作时间而改变自己的睡眠习惯时，不能诊断为CRSWDs。倒班工作睡眠−觉醒障碍和时差变化睡眠障碍的诊断要点是：睡眠−觉醒障碍与倒班工作、跨越≥2个时区飞行有关。

二、昼夜节律相关睡眠−觉醒障碍干预策略

CRSWDs的干预策略总体来讲即为：顺应人类24 h睡眠−觉醒的变化，个体化调控外源性"授时因子"，加强外环境及行为的昼夜管理，重置睡眠−觉醒的昼夜节律。对于神经、精神疾病及内科疾病导致生物钟结构或功能紊乱的CRSWDs患者，可在病因治疗基础上，采用多种方法（如睡眠卫生教育和行为管理、睡眠−觉醒时间调整与重置、定时光照疗法、运动疗法、外源性药物调控及干预等）尽快重置昼夜节律，同时进行必要的药物治疗，以促进疾病康复[5-6]。

随着现代工作方式和工作时间的多样化，CRSWDs的患者日益增多，已成为重要的公共卫生问题。治疗的重点是关注高危发病人群，早期诊断，将日常行为、活动与外环境变化同步化，重置新的睡眠−觉醒周期。

（孙洪强　王育梅）

参考文献

［1］陆林，沈渔邨.精神病学.6版.北京：人民卫生出版社，2018.

［2］赵忠新.睡眠医学.北京：人民卫生出版社，2016.

［3］Auger R R, Burgess H J, Emens J S, et al. Clinical practice guideline for the treatment of intrinsic circadian rhythm sleep-wake disorders：advanced sleep-wake phase disorder（ASWPD）, delayed sleep-wake phase disorder（DSWPD）, non-24hour sleep-wake rhythm disorder（N24SWD）, and irregular sleep-wake rhythm disorder（ISWRD）：An update for 2015. J Clin Sleep Med, 2015, 11（10）：1199-1236.

［4］吴伟，邓丽影.昼夜节律失调性睡眠觉醒障碍的治疗策略.中国临床药理学与治疗学，2021，26（5）：511-515.

［5］Nevin F W, Maha Y, Ahmed S B, et al. Chronotherapeutics：recognizing the importance of timing factors in the treatment of disease and sleep disorders. Clin Neuropharm，2019，42（3）：80-87.

［6］Sue W，Nutt D，Alford C，et al. British Association for Psychopharmacology consensus statement on evidence based treatment of insomnia，parasomnias and circadian rhythm disorders：An update. J Psychopharmacol，2019，33（8）：923-947.

病例 12　睡眠-觉醒时相提前障碍
——情绪稳定的清晨早醒患者

一、病例介绍

病史资料　患者，男性，68 岁，初中文化，农民，已婚。主因"早醒 5 个月"来睡眠科门诊就诊。患者近 5 个月发现自己凌晨 3 点左右就醒了，醒后毫无睡意，想起床又担心影响家人休息，只能在床上辗转反侧静静地等到天亮，感觉自己很孤独无助，每天都要独自度过这段漫长的时光，想吃安眠药，于是来就诊。进一步了解情况，患者傍晚 5 ～ 6 点开始就昏昏欲睡，督促家人早点吃饭，吃完晚饭后他马上上床，一般在晚上 7 ～ 8 点便入睡了，很难坚持到 9 点。晚上患者总有起夜的习惯，因为夜尿要醒来一次，通常是午夜时分左右，但排尿后很快睡着。日间能一直保持清醒，午间会睡 0.5 ～ 1 h。否认有明显情绪低落的情况。与家人及邻居相处较融洽，没有特别烦心的事情。睡眠日记见图 12-1。

既往史　体健，否认"高血压""糖尿病""冠状动脉疾病""脑血管疾病""青光眼"等病史。否认食物、药物过敏史。

个人史　同胞 5 人，排行第 2。幼年生长发育情况不详。初中毕业，后参加工作，曾在劳动就业服务局工作，工作能力较好，与领导同事关系中等。否认

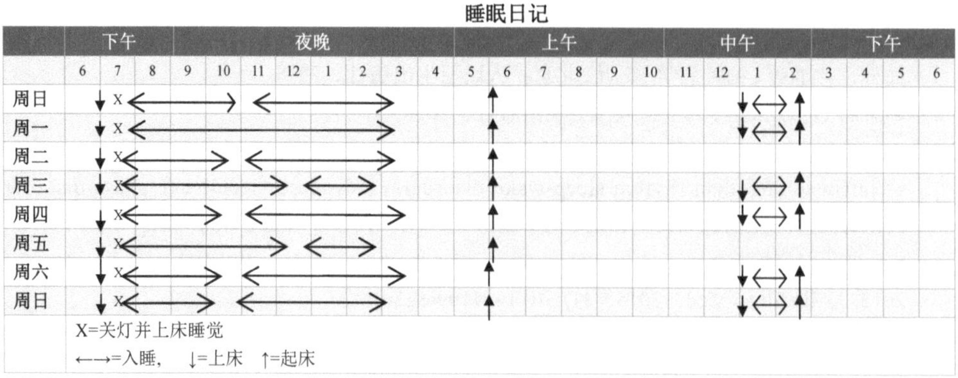

睡眠日记

	下午			夜晚									上午						中午				下午		
	6	7	8	9	10	11	12	1	2	3	4	5	6	7	8	9	10	11	12	1	2	3	4	5	6
周日	↓	X	←	→	←	→	←	→	→			↑						↓	←	→	↑				
周一	↓	X	←	→	←	→	←	→	→			↑						↓	←	→	↑				
周二	↓	X	←	→	←	→	←	→	→			↑						↓	←	→	↑				
周三	↓	X	←	→	←	→	←	→				↑						↓	←	→	↑				
周四	↓	X	←	→	←	→	←	→				↑						↓	←	→	↑				
周五	↓	X	←	→	←	→	←	→				↑						↓	←	→	↑				
周六	↓	X	←	→	←	→	←	→				↑						↓	←	→	↑				
周日	↓	X	←	→	←	→	←	→	→			↑						↓	←	→	↑				

X=关灯并上床睡觉
←→=入睡，　↓=上床　↑=起床

图 12-1　7 日睡眠日记

性虐待、躯体虐待史等。病前性格：内向，做事认真、仔细，容易操心，平时不擅长与人交往，朋友较少，否认特殊兴趣爱好，无宗教信仰，否认烟酒等不良嗜好。否认其他精神活性物质滥用史。

家族史 阴性。

体格检查 体温36.2℃，脉搏60次/分，呼吸频率18次/分，血压139/78 mmHg，心、肺、腹及神经系统检查未见明显异常。

精神检查 意识清晰，定向力完整，接触好，主动叙述病情，表情焦虑，关注睡眠问题，要求开一些安眠药即可。语速、语量适中，注意力较集中，粗查智力未见明显异常，未查及虚构、错构症状，自知力部分存在；情绪较稳定，情感反应与内心体验较协调，否认消极观念；日间能正常活动，意志行为活动未见明显异常。

辅助检查 血常规、尿常规、便常规、血生化、凝血功能、男性肿瘤五项、激素四项、甲状腺功能七项、贫血三项、心电图、脑电图等检查均未见明显异常。多导睡眠监测（PSG）：睡眠潜伏时间缩短，总睡眠时间减少，REM睡眠潜伏时间缩短。

诊断 睡眠-觉醒时相提前障碍。

治疗经过 在门诊就诊后参加为期8周的团体失眠认知行为治疗（CBT-I），重点是给予患者睡眠-觉醒时间调整与重置，在保证患者年龄及个人需求的充足睡眠时间条件下协同设定和实施新的24 h/7 d与环境、社会、职业、身体需求同步的作息时间。随诊治疗，患者间断出现入睡困难，嘱给予酒石酸唑吡坦按需服用。该患者睡眠困难在接受CBT-I后明显好转。

二、病例讨论

睡眠-觉醒时相提前障碍（advanced sleep-wake phase disorder，ASWPD）为昼夜节律相关睡眠-觉醒障碍的一种，与昼夜节律变化相关的睡眠-觉醒障碍如表12-1所示。

表 12-1 与昼夜节律变化相关的睡眠-觉醒障碍

- 睡眠-觉醒时相提前障碍
- 睡眠-觉醒时相延迟障碍
- 时差变化（时区变化）睡眠障碍
- 倒班工作睡眠-觉醒障碍
- 不规律的睡眠-觉醒节律障碍
- 非24 h睡眠-觉醒节律障碍
- 非特殊昼夜节律相关睡眠-觉醒障碍

（一）临床表现

ASWPD 指患者入睡时间与觉醒时间均比正常规律的作息时间显著提前，是主要睡眠期固定提前的一种睡眠-觉醒障碍。临床特征为难以控制的长期早睡和早醒，典型表现为患者在晚 6 点到 8 点之间（一般不超过 9 点）入睡，在凌晨 1～3 点（一般不晚于 5 点）醒来。在清醒期间患者没有严重的情绪紊乱，没有思睡感，也不影响正常的日间活动[1]。

ASWPD 患者多见于老年人，而儿童和年轻人较少，但发病率会随着年龄的增长而提高。据统计，中老年人群的患病率为 1% 左右。ASWPD 可有睡眠时相提前的家族史，这种家族型常常呈染色体显性遗传的模式。人类首次发现 PER2 及核心酪蛋白激酶 1δ（CSNK1D）与人类昼夜节律相关睡眠-觉醒障碍相关疾病即为家族性睡眠-觉醒时相提前综合征（familial advanced sleep phase syndrome，FASPS）的发生有关。起病的症状可能出现较早，儿童期或成年早期病程持续，症状的严重程度可能随年龄增长而增加。ASWPD 发病机制考虑为内源性生物节律定时系统太快或时相提前能力太强、太敏感，即内源性昼夜节律周期明显比 24 h 短，对外源性时相驱动因子如光线、活动等暴露减少或反应能力减弱均可损害时相延迟反应，从而促使睡眠时相提前。遗传因素也起到重要作用。此外，在睡眠时相提前的老年人中，睡眠的自稳态调节能力也发生了改变[2]。

（二）诊断

ASWPD 诊断须根据完整的病史和睡眠日记或体动仪记录，多导睡眠监测（PSG）可能没有必要进行，除非怀疑患者有睡眠呼吸暂停或周期性肢体运动障碍。诊断主要基于睡眠周期时间提前的病史，通常超过 2 h，相对于患者所期望的睡眠和唤醒的时间，伴有清晨失眠和过度日间困倦的症状。ASWPD 应与老年人中出现的睡眠-觉醒时相提前的正常睡眠模式相鉴别。后者是衰老过程中的一种正常现象，不会对工作和学习造成大的影响。患者出现早醒、疲劳和困倦的现象，也是抑郁障碍的显著特征，应该注意鉴别。但是抑郁障碍或双相障碍患者会出现情绪低落、兴趣减退甚至有自杀、自伤等行为，以及体重和躯体的一些变化等。还应排除失眠障碍，其他精神障碍以及引起早醒的躯体疾病等。当需要与其他类型睡眠障碍进行鉴别时，可进行 PSG 检查。在 ASWPD 患者习惯的（提前）睡眠期进行监测时，PSG 显示的睡眠结构与同年龄的正常人群基本一致，在正常规律的较晚上床时间和起床时间段监测时，PSG 记录显示为睡眠潜伏时间缩短，总睡眠时间减少，REM 睡眠潜伏时间缩短[3]。

（三）治疗

ASWPD 的治疗方法包括时间治疗法、夜间光照治疗和镇静催眠药或褪黑素等药物治疗。时间治疗法为调整 ASWPD 患者睡眠时间，逐步推迟其入睡、起床时间，直至正常，但临床疗效和可行性有限。与睡眠–觉醒时相延迟障碍（delayed sleep-wake phase disorder，DSWPD）一样，ASWPD 最常用的治疗方法是定时进行光照治疗。在晚上定时进行亮光暴露治疗，通常在每天晚上 7～9 点光照 2 h，以改善睡眠效率、推迟昼夜节律时相，但患者常常难以按要求维持治疗。理论上，大脑内褪黑素（又叫睡眠荷尔蒙）会促进入睡，并延迟昼夜节律时相，可用于推迟 ASWPD 患者的入睡时间。因此，根据褪黑素的时相反应曲线，要使 ASWPD 的昼夜节律时相延迟，应晨服褪黑素。但应在医师指导下才能应用。此外，应对患者进行健康教育和行为指导，避免晨间强光照射，多在强光下进行体力活动和晚间散步活动，也可以预防睡眠时相提前。对于睡眠维持障碍者，可谨慎使用短半衰期的镇静催眠药[3]。

此患者主诉早醒，但其总睡眠时间为 7～8 h，基本能保证患者日间活动。而且患者无明显的抑郁症状，因此最可能的诊断为 ASWPD。指导患者避免午睡，强迫延迟上床时间，避免清晨接受强光照射，可在早上的时候戴上太阳镜等物品，尽量见不到光线；并且增加晚上散步的活动时间，要求在强光下进行，逐渐改善睡眠效率、推迟昼夜节律时相。按照此计划，患者的入睡时间逐渐延迟到晚上 10 点，并且能一觉睡到早上 5～6 点。经过 1 年的随访，患者一直坚持这种生活方式，他对目前的作息时间比较满意。值得注意的是，对于中老年患者，建议进一步完善脑影像学、神经认知功能等方面的检查，由于下丘脑的视交叉上核及其环路变性，神经系统变性疾病者如 44% 的痴呆患者可出现 CRSWDs，40% 可出现傍晚时认知及精神症状加重（落日征）；90% 的帕金森病患者在病程中可出现睡眠–觉醒周期的紊乱，主要表现为睡眠片段化，日间思睡。

对于 ASWPD 的治疗过程，最重要的是循序渐进，与患者达成治疗同盟后逐渐增加睡眠卫生教育和行为管理，在保证患者年龄及个人睡眠需求的同时，协同设定和实施新的作息时间，辅助时间治疗法、夜间光照治疗和镇静催眠药或褪黑素等药物治疗。

（王育梅　孙菲菲　孙亚麒）

参考文献

［1］ Figueiro M G, Sloane P D, Ward K, et al. Impact of an individually tailored light mask on sleep parameters in older adults with advanced phase sleep disorder. Behav Sleep Med, 2020, 18（2）：226-240.

［2］ Yaremchuk K. Sleep disorders in the elderly. Clin Geriatr Med, 2018, 34（2）：205-216.

［3］ Auger R R, Burgess H J, Emens J S, et al. Clinical practice guideline for the treatment of intrinsic circadian rhythm sleep-wake disorders：advanced sleep-wake phase disorder （ASWPD）, delayed sleep-wake phase disorder （DSWPD）, non-24-hour sleep-wake rhythm disorder （N24SWD）, and irregular sleep-wake rhythm disorder （ISWRD）. An Update for

2015：An American Academy of Sleep Medicine Clinical Practice Guideline. J Clin Sleep Med，2015，11（10）：1199-1236.

病例 13　睡眠-觉醒时相延迟障碍
——情绪稳定的入睡困难患者

一、病例介绍

病史资料　患者，男性，17 岁，高二学生，未婚。主因"入睡困难 10 个月"在睡眠科门诊就诊。2020 年疫情期间患者在家上网课，由于功课多，学习压力较大，经常写作业到凌晨甚至更晚，做完作业后开始偷偷玩手机游戏放松，入睡时间逐渐推迟，从晚上 12 点逐渐推迟到凌晨 2～3 点才能入睡，早上 7 点半被闹钟叫醒，因此他在周一至周五每天晚上只能睡 4～5 h，逐渐出现精力下降、学习兴趣减退、注意力不集中等症状。这样的情况持续了 3 个多月，之后患者即使自觉提早上床，也要到凌晨 2～3 点才能入睡。入睡后患者常常一觉睡到上午 10～11 点，中间很难叫醒，因此经常上课迟到，被老师批评。于是早上母亲强制将患者叫醒上学，患者白天困倦明显，经常上课睡觉，精力差，学习效率低。这种情况一般早上最明显，下午能逐渐减轻。于是患者经常在周末和节假日补觉，一直睡到中午自然醒，患者发现醒后感觉良好。近 2 个月疫情好转，开学后患者仍然经常迟到、缺勤、上课睡觉，父母发愁，学校老师也经常批评教育患者，家人带患者来门诊为求进一步诊治。睡眠日记如图 13-1 所示。

既往史　体健，否认"低血压""低血糖"等病史。否认食物、药物过敏史。

个人史　生于原籍，同胞 2 人，排行第 2，幼年生长发育无异常。父母教养方式为溺爱型。否认性虐待、躯体虐待史。病前性格：外向，好面子，平时擅长

睡眠日记

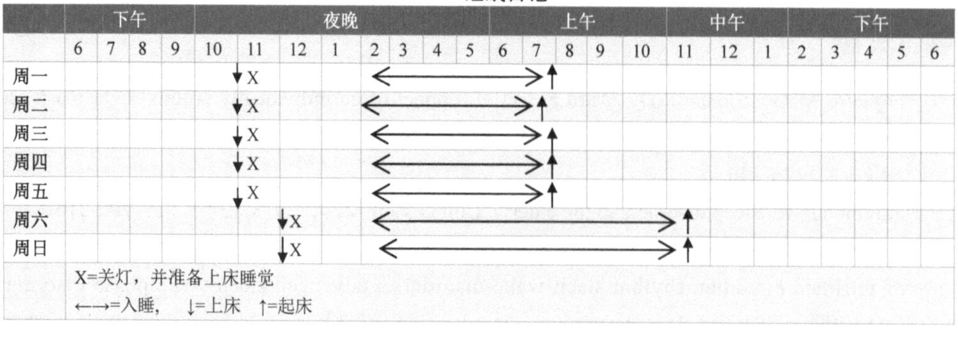

	下午				夜晚									上午				中午			下午					
	6	7	8	9	10	11	12	1	2	3	4	5	6	7	8	9	10	11	12	1	2	3	4	5	6
周一					↓X				←→					→↑											
周二					↓X				←→					→↑											
周三					↓X				←→					→↑											
周四					↓X				←→					→↑											
周五					↓X				←→					→↑											
周六						↓X				←→								→↑							
周日						↓X				←→							→↑								

X=关灯，并准备上床睡觉
←→=入睡，↓=上床 ↑=起床

图 13-1　7 日睡眠日记

交往，朋友较多。无特殊兴趣爱好，无宗教信仰。否认烟酒等不良嗜好。否认其他精神活性物质滥用史。

家族史　阴性。

体格检查　体温 36.2℃，脉搏 95 次 / 分，呼吸频率 18 次 / 分，血压 128/67 mmHg，心、肺、腹及神经系统检查未见明显异常。

精神检查　意识清晰，定向力完整，接触好，主动叙述病情，表情焦虑，非常关注睡眠问题，说休息好了自己的病就好了，伴心烦、焦虑；语速、语量适中，注意力较集中，粗测智力未见明显异常，未引出幻觉妄想等精神病性症状，自知力部分存在；情绪较稳定，否认持续高涨体验，情感反应与内心体验较协调，否认自伤、自杀及冲动行为，否认消极观念；愿意和他人接触说笑，愿意做事，求治心切。

辅助检查　血常规、尿常规、便常规、血生化、激素四项、甲功七项、贫血三项、心电图、脑电图等均未见明显异常。多导睡眠监测（PSG）：睡眠潜伏时间延长，睡眠效率降低。

诊断　睡眠-觉醒时相延迟障碍。

治疗经过　在门诊就诊后参加为期 8 周的团体失眠认知行为治疗（CBT-I），并给予佐匹克隆 3.75 mg pm，随诊治疗。佐匹克隆服用半个月后停药。睡眠困难在接受 CBT-I 后明显好转。随访 1 年，偶有失眠，一个月出现 1 ～ 2 次。

二、病例讨论

（一）诊断及临床表现

睡眠-觉醒时相延迟障碍（delayed sleep-wake phase disorder，DSWPD）为昼夜节律相关睡眠-觉醒障碍的一种，指在 24 h 昼夜周期中，患者的主要睡眠时间段发生后移，通常超过 2 h，是一种延迟的睡眠起始和觉醒时间的模式，而且不能在期望的或者常规可接受的较早时间入睡或觉醒。主要表现为不能按照社会环境的要求入睡和起床，入睡晚和起床晚是其主要特征。患者有明显的入睡困难，但是一旦入睡，患者的睡眠，无论是"质"还是"量"均无明显的异常。由于 DSWPD 无睡眠维持障碍，因此被纳入"昼夜节律相关睡眠-觉醒障碍"。

（二）危险因素

青少年是最常见的发病年龄，30 岁以后较罕见，某些成年患者的病史可追溯到童年早期，有的患者有睡眠时相延迟的家族史。睡眠时相延迟型患病率在普通人中大约在 0.17%，但在青少年中，可能会大于 7%。昼夜节律的遗传连锁和关联研究显示昼夜节律时钟基因 hPer3（humanperiod 3）的多态性（polymorphism）与 DSWPD 可能相关[1-2]。

DSWPD 发病的病理生理学基础在于不能与睡眠时相提前同步。对正常环境中的授时因子做出生物节律系统时相提前反应的能力变差[3]。引起入睡延迟的各种原因（深夜学习、夜班工作、经常玩手机等），在具有正常时相反应能力的人几天内即能克服，而在 DSWPD 患者则有时相再调定困难的弱点。常在经过一段时间深夜学习、玩手机或晚夜班后发病。当睡眠时间段与社会生活环境发生冲突时，而出现临床症状。研究发现，睡前注视蓝光屏幕 2～5 h，可以降低褪黑素的合成与分泌，阻碍褪黑素水平的升高，使睡眠时间推后，睡眠深度变浅。所以睡前远离电子设备是解决睡眠问题的关键。此外褪黑素对情绪有调节作用，睡眠症状与抑郁障碍密切相关。很多来睡眠科就诊的患者，原本以为自己只是睡眠问题，经过检查却发现是抑郁障碍[4-5]。

（三）鉴别诊断

DSWPD 经常与各种精神疾病相混淆，如抑郁障碍、双相障碍躁狂相和精神分裂症等。睡眠障碍是抑郁障碍患者最常见和最突出的症状之一。90% 以上的抑郁障碍患者均存在不同程度的睡眠障碍，所以睡眠障碍与抑郁障碍关系密切。虽然睡眠障碍患者常常伴有抑郁、焦虑情绪，但症状较为轻微。针对睡眠障碍进行治疗后，焦虑、抑郁状态通常可以缓解。而抑郁患者需存在持续 2 周及以上的心境低落、思维迟缓、意志活动减退、认知功能损害、躯体症状等临床症状，由此可鉴别。值得注意的是，DSWPD 患者在非工作日时，尽管入睡时间较晚，但通常总体的睡眠"质"和"量"均较正常，这一点也可作为关键的鉴别点。双相障碍躁狂相和精神分裂症均会出现睡眠时相推迟的表现，但与 DSWPD 不同的是，精神疾病的这种睡眠是紊乱的，不管何时上床睡觉，总会出现入睡困难，而 DSWPD 虽有入睡延迟，但是没有觉醒困难。此外，精神疾病的睡眠延迟模式，一般是短暂性的，并且随着精神、症状的严重程度的缓解而改善。DSWPD 还可以与非 24 h 睡眠-觉醒型或者是其他昼夜节律相关睡眠-觉醒障碍相重叠。

（四）治疗

在治疗方面，①无需处理：若睡眠模式与自身工作社交时间一致的话，是无需处理的。②时间治疗法：即通过行为治疗重置睡眠-觉醒时间。按照人的生物节律，将上床时间系统地延迟，如每天延迟 3 h 入睡，直至这个延迟到所希望的上床时间不再继续延迟，然后尽量让患者每天都维持在这个上床时间。③定时光照治疗：亮光对人的生物节律时相是有影响的。在早上 7～9 点（晨醒后 1～2 h），2000～2500 lux 光照 2 h，下午 4 时后限制光照，可以将睡眠时相提前，可能对患者有一定的疗效。也可以鼓励患者多进行室外的文娱体育活动，多接受紫外线照射，也有利于纠正 DSWPD。④定时褪黑素治疗：褪黑素可以使睡眠时相显著提前，可以在就寝时间前的 1～3 h 服用褪黑素 1～3 mg。治疗期间患者 PSG 显示，患者睡眠潜伏时间可以显著缩短，睡眠结构不受影响；而且患者早晨醒后清晰度显著提高，显著改善生活质量。

此患者对用药比较顾虑，担心用药后出现药物副反应；也不想住院治疗，担心同学说自己有精神疾病，遂采用时间行为治疗。此患者治疗前的入睡时间为凌晨 3 点。根据上课时间要求，最好是晚上 10 点睡，早晨 6 点起床。嘱患者第一天上午 6 点入睡，第二天上午 9 点入睡，第三天午间 12 点入睡，第四天 15 点入睡，第五天 18 点入睡，第六天 21 点入睡，第七天 22 点入睡，以后维持在 22 点入睡，不再推迟上床时间。在实施治疗期间，患者要尽量克服打瞌睡，需要避免环境中有关自然时间的各种提示。最后患者睡眠潜伏时间逐渐缩短，而且患者早晨醒后未诉困倦，上课学习注意力逐渐恢复，显著改善生活质量。经过 1 年的随访，患者一直坚持这种生活方式，病情波动时他自行根据光照治疗法及时间治疗法来调整作息时间，他认为目前的作息时间比较理想。

青少年的不规律作息习惯使之成为 DSWPD 的高发人群，疫情期间的居家隔离期间加剧了该情况的恶化，而后疫情时代可能也会改变过去普遍的作息习惯。为防治 DSWPD，鼓励患者在疫情防控允许的条件下，进行小范围的室外文娱体育活动，接受紫外线照射。家长要以身作则，与孩子一起规律作息，互相监督。

（王育梅　孙菲菲　孙亚麒）

参考文献

［1］Bowers J M，Moyer A. Effects of school start time on students'sleep duration，daytime sleepiness，and attendance：a meta-analysis. Sleep Health，2017，3（6）：423-431.

［2］Owens J A，Daniel W，Robert C，et al. Self-regulation and sleep duration，sleepiness，and chronotype in adolescents. Pediatrics，2016，138（6）：e2016/406.

［3］Perez-Lloret S，Videla A J，Richaudeau A，et al. A multi-step pathway connecting short sleep duration to daytime somnolence，reduced attention，and poor academic performance：an exploratory cross-sectional study in teenagers. J Clin Sleep Med，2013，9（5）：469-473.

［4］Saletin J M，Hilditch C J，Dement W C，et al. Short daytime naps briefly attenuate objectively measured sleepiness under chronic sleep restriction. Sleep，2017，40（9）：1.

［5］Heo J Y，Kim K，Fava M，et al. Effects of smartphone use with and without blue light at night in healthy adults：a randomized，double-blind，cross-over，placebo-controlled comparison. J Psychiatr Res，2017，87：61-70.

病例 14 倒班工作睡眠-觉醒障碍

一、病例介绍

病史资料 患者，女性，40 岁，本科，机场调度员，已婚、已育。主因"入睡困难、困倦疲乏及睡眠时间短 2 年"来门诊求治。近 2 年患者逐渐出现入睡困难，严重时躺在床上 2～3 h 无法入睡，睡眠质量差，易醒，每天睡眠时间不足 5 h，上夜班时无法集中注意力、犯困、疲惫、头昏，紧张、担心工作出错，自责，下夜班后仍睡不着，无法放松，日间多困倦，没精神，情绪控制能力下降，心烦，容易跟家人发脾气，影响日常生活和情绪，食欲下降。患者既往体健，否认食物、药物过敏史。家族史阴性。否认烟酒史。性格偏内向，从事机场调度员工作 18 年，常年倒班工作。

体格检查 无明显异常。

精神检查 意识清晰，定向力完整。可接触，语音、语速、语量、语调等适中。未查及幻觉、妄想等精神病性症状。可查及情绪差，爱发脾气，自责，自我评价降低，但否认持续性情绪低落、兴趣减退、快感缺失等抑郁综合征的体验。可查及入睡困难、觉醒困难、睡眠时间短、睡眠质量差、思睡等。否认自杀观念及行为，否认冲动攻击行为。自知力存在。

辅助检查 血常规、血生化、电解质、乙肝五项、甲状腺功能、激素、心电图、脑电图、眼动等检查均无明显异常。睡眠日记提示与倒班工作一致的睡眠-觉醒紊乱（图 14-1）。

诊断 倒班工作睡眠-觉醒障碍。

	傍晚				夜晚							上午						中午				下午			
	6	7	8	9	10	11	12	1	2	3	4	5	6	7	8	9	10	11	12	1	2	3	4	5	6
周日															↓X		←→				↑				
周一			↓X		←→													↓X	←→		↑				
周二															↓X		←→				↑				
周三			↓X		←→							↑													
周四			↓X		←→							↑													
周五																↓X		←→			↑				
周六					↓X									↑											

X=关灯并上床睡觉
←→=入睡，↓=上床 ↑=起床

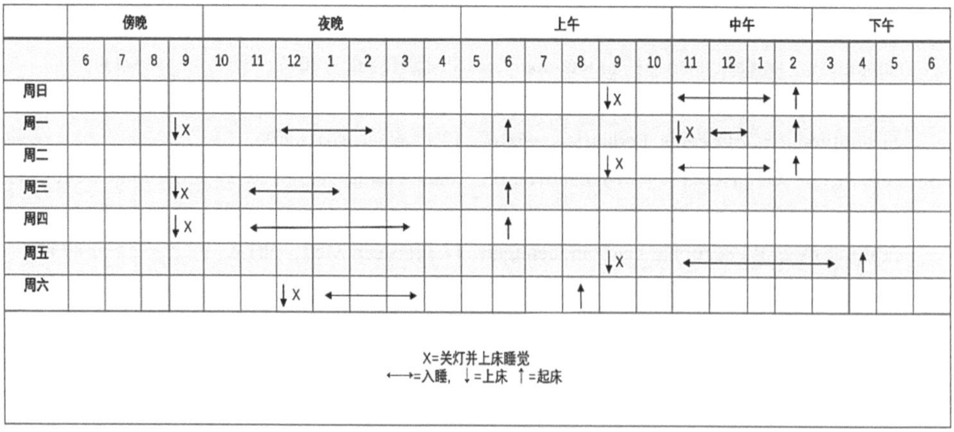

图 14-1　7 日睡眠日记

治疗经过　患者主要表现为与倒班工作相关的睡眠 - 觉醒障碍，包括失眠、思睡、睡眠时间减少、睡眠质量不佳等。患者自诉曾尝试服用褪黑素，效果不佳，给予唑吡坦 5 mg，嘱入睡前服用，上夜班前 30 min，可饮用咖啡 1 杯，促进觉醒，提高工作效率，同时可进行定时光照，工作时实施光暴露，下夜班后早晨时戴护目镜避免光照，以此来改善对昼夜节律变化的适应性。持续约 2 周后，患者睡眠质量明显改善，工作状态也得以调整。

二、病例讨论

倒班工作睡眠 - 觉醒障碍（shift work sleep-wake disorder，SWSWD）是昼夜节律相关睡眠 - 觉醒障碍的一个分型；主要是指个体工作时间与社会常规的工作时间不一致时，而出现的失眠及过多的日间思睡；常影响到身心健康，并存在安全隐患[1-2]。大多数倒班者并没有此障碍，患病率为 2% ～ 5%，但也有患病率高达 10% ～ 38% 的报道。

（一）危险因素

目前认为年龄增加是倒班不耐受的危险因素，同时与男性相比，女性更易因倒班发生睡眠减少及上班时过度思睡。许多研究表明，早晨的自然光或强光暴露会影响患者昼夜节律重新设置的能力和适应性。因此，夜班工作者在早上上下班回家路上使用护目镜、深色避光镜等，可以改善对昼夜节律变化的适应性。另外，SWSWD 的发生与个人的睡眠模式有关，如早睡早起型或睡眠需求超过 8 h 的人，更容易发生倒班工作障碍。并且，有临床研究发现，双相情感障碍患者因为错过夜间睡眠时间，易发生与倒班工作相关的躁狂发作。

（二）临床表现

SWSWD 在临床上主要表现为失眠或日间思睡，对睡眠质量不满意。最常发生在夜班、清晨工作（4:00 ～ 7:00 am 开始工作）及轮班工作人群。清晨工作者主要表现为入睡困难和觉醒困难，长期晚班者主要表现为睡眠维持困难。日间过度思睡常伴小睡或打盹和警觉性低。患者在倒班工作时感到疲惫、瞌睡，而在工作后的睡眠补偿期又失眠。由于昼夜节律紊乱，患者总体的警觉性和清晰度下降、精神不振、社交能力下降、工作执行能力下降，甚至出现激惹性增高或抑郁、自主神经功能紊乱等身心症状，并可能危及个人及公共安全。倒班工作睡眠 - 觉醒障碍可在倒班期持续存在，倒班结束后可缓解或消失，也可引起长期睡眠障碍[3-4]。

（三）诊断

详细的睡眠状况及工作时间的采集很重要，临床上常使用睡眠日记或体动仪来辅助诊断。睡眠日记可以有效评估睡眠的时间安排及质量，体动仪监测可有效评估患者的睡眠-觉醒模式。PSG 不作为常规检查，因为临床研究少，结论不一致，PSG 的主要价值在于排除其他睡眠障碍和评估睡眠质量，临床并不推荐作为常规检查。可以根据 ICSD-3 中的诊断标准进行诊断。

本例患者为 40 岁女性，有明确的倒班史，年轻时倒班适应性没问题，随着年龄增长，近 2 年出现了睡眠问题。主要表现为夜班工作时思睡、疲惫，无法集中注意力，工作能力下降，白天补觉时入睡困难，整体睡眠时间缩短，睡眠质量下降。同时出现了自责、忧虑、情绪差等精神症状，但患者精神检查否认了持续性情绪低落的体验，暂不符合抑郁发作的诊断标准，予以排除。同时未查及心慌、出汗、憋闷等自主神经系统功能紊乱的症状，暂不考虑焦虑障碍的诊断。

（四）治疗

对于 SWSWD 的治疗，目前指南推荐证据级别最高的治疗方法首先是有计划地调整睡眠-觉醒时间，其次是定时光暴露，服用褪黑素、镇静催眠药和促觉醒剂等。调整睡眠时间的具体方法有，合理安排倒班时间（包括依次从白班到傍晚班再到夜班的工作安排，有助于提高对昼夜节律的适应性）和计划小睡（在晚班工作之前或晚班工作时有计划地小睡，若同时饮用咖啡效果更好）。定时光照，对于夜班工作者，工作时实施光暴露，下班后早晨避免光照（如戴护目镜）的方法有助于减少夜班时的瞌睡，提高警觉性，这也是有效的治疗方法。临床上往往联合应用获益更多。

（李娜　孙洪强）

参考文献

［1］陆林，沈渔邨 . 精神病学 . 6 版 . 北京：人民卫生出版社，2018.

［2］American Academy of Sleep Medicine. International classification of sleep disorders，3rd ed. Darien，IL：American Academy of Sleep Medicine，2014.

［3］Hida A，Kitamura S，Mishima K. Pathophysiology and pathogenesis of circadian rhythm sleep disorders. J Physiol Anthropol，2012，31（1）：1-5.

［4］Dodson E R，Zee P C. A clinical approach to circadian rhythm sleep disorders. Sleep Med Clin，2010，5（4）：701-710.

第7章 异态睡眠

人在入睡时、睡眠期间或从睡眠中觉醒时发生的非自主性躯体行为或体验，称为异态睡眠（parasomnias）。异态睡眠包含运动行为、感知、情绪、梦和自主神经的变化以及睡眠中断，甚至可导致自伤或伤及同床者，导致出现不良心理和社会危害。这类疾病中，有我们比较熟悉的夜惊（睡惊症）、梦游（睡行症）、鬼压床（睡眠瘫痪），还有近年备受关注的快速眼动睡眠期行为障碍（rapid eye movement sleep behavior disorder，RBD）等。根据 ICSD-3，依据异常情况发生时的睡眠状态，异态睡眠分为两类：非快速眼动（non-rapid eye movement，NREM）睡眠期异态睡眠和快速眼动（rapid eye movement，REM）睡眠期异态睡眠（表 1）[1-2]。NREM 睡眠期异态睡眠通常由于大脑皮质从深睡眠中不完全性觉醒，以异常的行为、意识损害和自主神经激活为特征；REM 睡眠期异态睡眠多与梦境相关，RBD 常伴有梦境演绎的行为；有些患者同时患有睡行症和 RBD，也可能同时患有几种异态睡眠，称为异态睡眠重叠障碍（parasomnia overlap disorder）。

表 1　ICSD-3 异态睡眠的分类

NREM 睡眠期	REM 睡眠期	其他	孤立症状和正常变异
意识模糊性觉醒	REM 睡眠期行为障碍	头部爆震声综合征	梦语症
睡行症	反复的孤立性睡眠麻痹	睡眠相关的幻觉 遗尿	
睡惊症	梦魇	其他疾病所致异态睡眠	
睡眠相关进食障碍		药物或物质滥用所致 　异态睡眠 异态睡眠，未特指	

本节将通过实际病例帮助读者了解异态睡眠中意识模糊性觉醒、睡行症、RBD 和梦魇障碍的临床特征、辅助检查、诊断依据以及治疗原则。

参考文献

［1］American Academy of Sleep Medicine. International Classification of Sleep Disorders. 3rd ed.

Darien，IL：American Academy of Sleep Medicine，2014.

[2] 赵忠新.睡眠医学.北京：人民卫生出版社，2016.

病例 15 意识模糊性觉醒

一、病例介绍

病史资料 患者，女性，48 岁，华侨，已婚。因"反复发作的午睡后床上摸索 30 min"来院诊治。患者久居美国，每年暑假陪伴子女回国探亲。本次发作前 5 天刚回国，回国后第 3 天和第 5 天中午有 2 次在午睡 1 h 后从床上坐起，摸索衣服、解纽扣、搓揉被子。发作期未离床，呼之无反应，持续约 30 min 后自行醒来，十分诧异自己衣衫不整，对具体发作过程无清晰回忆。患者发作期间无肢体抽搐、双眼闭合、神态基本如常、无惊恐、无言语。患者回国后的睡眠情况：每天下午疲劳困倦难忍，需要午睡 1.5～2 h；夜晚上床时间 21:30—22:00，很快入睡，凌晨 1—2 点醒来，醒后需花费 2 h 左右再入睡，早晨起床时间约 5:40。

体格检查 无明显异常。

精神检查 意识清晰，定向力完整，记忆力正常。注重形象，接触主动，困倦乏力。对于医生的问话回答全面，逻辑性好。无紧张担心，无幻觉妄想。

量表评分 贝克抑郁量表：5 分；广泛性焦虑障碍量表（generalized anxiety disorder，GAD-7）评分：6 分。

辅助检查 血常规、血生化、电解质、甲状腺功能及抗体均无明显异常。头颅 MRI 检查未见异常。多导睡眠监测：睡眠时相提前，睡眠效率下降（73.2%），入睡潜伏时间 2.5 min，总睡眠时间（TST）329 min，SWS 比例减少为 5.3%、REM 睡眠期比例为 21.9%，夜间觉醒次数增多。阻塞性睡眠呼吸暂停低通气指数（OAHI）4.4 次 / 小时，周期性肢体运动障碍指数 21.7 次 / 小时。多次睡眠潜伏时间试验（MSLT）：5 次日间睡眠中的平均睡眠潜伏时间 16.2 min，出现 1 次睡眠起始快速眼动期（SOREMP）。

诊断 意识模糊性觉醒。

治疗经过 夜间睡前给予褪黑素 5 mg，口服 2 周。1 年后随访未有再次发作。

二、病例讨论

意识模糊性觉醒常见于儿童，无性别差异。3～13 岁儿童患病率为 17.3%，部分持续至中年，且随着年龄的增长，患病率明显下降。

（一）危险因素

意识模糊性觉醒通常与以下因素相关：睡眠剥夺后恢复睡眠过程中、倒时差、倒班工作、睡眠过度、失眠、阻塞性睡眠呼吸暂停综合征（OSA）等；可伴有焦虑与抑郁及双相障碍；使用某些药物（特别是中枢神经系统抑制剂，如镇静催眠药、乙醇和抗组胺药等）；代谢性脑病和其他脑部疾病。有些正常人在过度疲劳、饮酒后或严重睡眠不足等情况下，也会偶尔发生。

（二）临床表现

本病常发生在从深睡眠（NREM 3 期睡眠）转换觉醒时，患者不能从睡眠中迅速清醒过来，无论是自然醒还是被唤醒，总要经历一个较长的意识模糊的过渡阶段。表现为在意识尚未完全恢复之时，出现行为异常，存在模糊的回忆。发作持续时间通常在 5 ～ 20 min，部分可延长至 1 h。这些行为一般比较温和，个别患者可能具有攻击性和猛烈的行为。发作时无典型的自主神经系统觉醒症状，如盗汗、心动过速、呼吸过速、瞳孔放大。

（三）诊断

本病诊断依赖于临床表现，目前诊断标准依据 ICSD-3（表 15-1）。

表 15-1　ICSD-3 关于意识模糊性觉醒的诊断标准

必须同时符合以下 A ～ C 项标准：
A. 符合 ICSD-3 非快速眼动睡眠相关觉醒障碍的一般诊断标准
B. 反复发作的意识模糊或者未离床的错乱行为
C. 缺少恐怖感或者离床的活动

PSG 不作为本病诊断标准。PSG 显示典型的意识模糊性觉醒最常见于睡眠的前 1/3 阶段的慢波睡眠中觉醒时，偶尔出现在 NREM 睡眠第 1、2 期的觉醒过程中，也可发生在日间睡眠时。很少发生在 REM 睡眠期觉醒过程中。在意识模糊性觉醒发作期间的脑电监测可呈现短暂的 δ 活动、NREM 睡眠第 1 期的 θ 模式、反复出现的微睡眠现象，或呈弥漫的 α 节律。

（四）鉴别诊断

本病须与伴有意识模糊性自动症的睡眠相关性复杂部分性癫痫发作相鉴别。如额叶癫痫，临床表现为阵发性、短暂性与刻板性动作特征，发作持续时间多在 2 min 之内，部分患者可伴有全身性大发作，出现肢体抽搐或强直、双眼上翻等。通常发作时伴有脑电图癫痫性放电。以资鉴别。

（五）治疗

本病的治疗首先是病因治疗，寻找发作的原因或诱因，以避免发作。本例患者因倒时差出现夜间睡眠不足，使用褪黑素可以改善夜间的睡眠时长和睡眠质量。对于频繁发作的患者可使用促觉醒药物（如哌甲酯等）。

（吴惠涓　赵忠新）

病例 16　睡行症

一、病例介绍

病史资料　患者，女性，14 岁，学生，初三。主因"睡眠中下地行走 3 年"住院诊治。患者入院前 3 年无明显诱因出现睡眠中从床上坐起及行走表现，家长述其夜间坐起后目光呆滞，下床后在屋里往返徘徊，有时开门和大小便，偶伴有喃喃自语，问话不答，不能唤醒，每月出现 4 ～ 6 次。后上述症状发作频率逐渐减少，1 年前上述症状终止。近 1 个月患者因准备考试，精神紧张，又出现上述症状，表现形式同前，每月大概 2 次，现为求进一步诊治前来就诊。

体格检查　无明显异常。

量表评分　汉密尔顿焦虑量表（Hamilton Anxiety Scale，HAMA）：12 分，汉密尔顿抑郁量表（Hamilton Depression Scale，HAMD）：8 分。

精神检查　意识清晰，定向力完整，记忆力正常。注重形象，接触主动，困倦乏力。对于医生的问话回答全面，逻辑性好。无紧张、担心，无幻觉、妄想。

辅助检查　血常规、血生化、电解质、甲状腺功能、肾上腺皮质激素、心电图、脑电图等均无明显异常。多导睡眠监测 N3 期睡眠占 29%。余未见明显异常。

诊断　睡行症。

治疗经过　建议患者保持规律睡眠习惯，减缓压力，进行心理疏导，保持睡眠环境安全，随访 1 年后患者上述症状完全消失。

二、病例讨论

睡行症是一种从慢波睡眠-觉醒时发生的复杂行为。睡行症通常发生在非快速眼动（NREM）睡眠期间（通常在夜晚的前 1/3），表现为一种自动行为，对环境的感知降低，判断、计划和解决问题的能力下降。儿童期睡行症比成年期更为常见，通常为良性，且不需要干预。儿童睡行症（2.5～4岁）的患病率约为3%，7～8岁时逐渐上升至11%，10岁患病率为13.5%；在青少年时期，睡行症患病率迅速下降，到成年时为2%～4%。

（一）发病机制

睡行症的发病机制尚不明确，目前认为睡眠剥夺是发病的重要因素。睡行症与其他睡眠问题相关，例如意识模糊性觉醒、节律性运动、睡眠呼吸紊乱、夜间惊恐和磨牙症等。它也与日间困倦及儿童的行为和情感问题有关，应进行其他睡眠障碍的评估[1]。

相关研究表明，睡行症是一种觉醒障碍。慢波睡眠期间引起的唤醒，无论是自然发生、由外部刺激触发还是由其他睡眠障碍引起，都可以诱发易患个体的睡眠游走症状。几项对前青春期儿童基于人群的队列研究表明，睡行症与阻塞性睡眠呼吸暂停和上气道阻力综合征之间存在关联。

（二）诊断

睡行症主要或完全根据患者的临床病史进行诊断。ICSD-3关于睡行症的诊断标准见表16-1。多导睡眠监测（PSG）是唯一可以确诊睡行症的方法。本病例患者出现N3期延长。但是，PSG大规模实施不切实际，并且可能会错过通常很少发生的睡眠游走事件。通过体动仪、视频监控、直接观察、自我报告和目击者的陈述等可评估睡行症。体动仪对于检测与特定睡眠障碍相关的睡眠模式非常敏感，它可以作为替代量度提供客观的因运动而导致的睡眠碎片的量度[2]。

表 16-1　ICSD-3 关于睡行症的诊断标准

必须同时符合以下 A 和 B 项标准：
A. 符合 ICSD-3 非快速眼动睡眠相关觉醒障碍的一般诊断标准
B. 觉醒的发生与离床的行走和其他复杂行为相关

夜间额叶癫痫和RBD均可导致复杂的睡眠期异常行为，有时甚至是暴力行为，这些行为可能与睡行症相混淆，可根据脑电图和连续的视听记录进行全面的综合评估。在睡行症的临床治疗中应考虑已知会增加深度睡眠的疾病，或引起频繁觉醒的疾病。增加深度睡眠的因素包括晚上剧烈运动、发热或睡眠不足等。在睡眠中引起频繁觉醒的疾病包括睡眠呼吸暂停和周期性肢体运动障碍。

（三）治疗

睡行症是NREM睡眠中一种相对普遍且无害的觉醒障碍性疾病。大多数睡行症患者不需要治疗，但是导致日间疲倦且合并睡眠障碍、行为和情感问题的患者需要干预。睡行症治疗包括：服用镇静剂、催眠药、抗抑郁药、抗精神病药、锂剂、兴奋剂和抗组胺药等[3]。

不论潜在疾病如何，都应采取预防措施以确保安全的睡眠环境。即使选择药物治疗，也应始终保持常规睡眠和良好睡眠卫生教育，避免睡眠不足。在儿童中，首选的治疗是预期或有计划的唤醒行为，即父母在每晚典型症状的发生时间约 15 min 之前唤醒患者，持续大约 1 个月。仅当睡眠游走行为对床伴或其他家庭成员具有潜在危险或极具破坏性时，才应用药物治疗。苯二氮䓬类药物，特别是氯硝西泮和地西泮，可减少觉醒和抑制慢波睡眠，但并不能有效控制睡眠游走。

（张亚男　王赞）

参考文献

［1］American Psychiatric Association. Diagnostic and Statistical Manual of Mental Disorders. 5th ed. Washington，D.C.：American Psychiatric Publishing，2013.

［2］Sadeh A. The role and validity of actigraphy in sleep medicine：an update. Sleep Med Rev，2011，15（4）：259-267.

［3］Zadra A，Pilon M. Parasomnias II：Night terrors and somnambulism. In：Morin CM，Espie CA，eds. Oxford handbook of sleep and sleep disorders. Oxford：Oxford University Press，2012：577-598.

病例 17　快速眼动睡眠期行为障碍

一、病例介绍

病史资料　患者，男性，68 岁，初中文化，农民，已婚。主因"睡眠期间大喊大叫并伴有肢体动作 4 年"住院诊治。患者近 4 年出现睡眠期间大喊大叫，伴有肢体动作，醒来告知家属自己做噩梦，梦见有人偷东西，自己与对方厮打。几乎每晚睡觉中都会发生，发作少时，平均 2 ～ 3 天发作一次。1 个月前患者梦中与人厮打过程中，将自己的左脚拇趾踢伤，并坠床 1 次。

体格检查　无明显异常。

精神检查　意识清晰，定向力完整，记忆力正常。注重形象，接触主动，困倦乏力。对于医生的问话回答全面，逻辑性好。无紧张担心，无幻觉妄想。无明显异常。

辅助检查　血常规、血生化、电解质、甲状腺功能、激素、心电图、脑电图、眼动等均无明显异常。RBD 问卷-香港版（RBD questionnaire-Hongkong，RBDQ-HK）调查结果：患者每周 3 次以上做令人难过的噩梦，每次做梦与人打斗，有时恐惧，讲梦话，跟随梦境呼叫，手脚动，并出现过坠床，患者近 3 个月曾擦伤自己，未伤及配偶，未采取防护措施，未与配偶分床。MMSE 得分 28 分。简明国际神经精神访谈（Mini-International Neuropsychiatric Interview，MINI）结果提示目前无抑郁发作，过去 2 年无心境恶劣。多导睡眠监测：睡眠潜伏时间10 min，总睡眠时间（TST）455 min，N1 期比例为 21.3%，N2 期比例为 57.7%，N3 期比例为 0.1%，REM 睡眠期比例为 20.9%，AHI 为 12.4 次 / 小时，周期性肢体运动障碍指数 10.5 次 / 小时。REM 睡眠期可见持续性或间断性肌电活动增高。

诊断　快速眼动睡眠期行为障碍合并轻度阻塞性睡眠呼吸暂停低通气综合征。

治疗经过　入院后予以普拉克索 0.5 mg 及氯硝西泮 0.5 mg 睡前口服，上述症状逐渐缓解出院。

二、病例讨论

快速眼动睡眠期行为障碍（RBD）是在 REM 睡眠期的一种异态睡眠，其特征是在快速眼动睡眠期肌电失弛缓（REM sleep without atonia，RSWA）消失，表现为 REM 睡眠期出现伴随梦境的肢体活动等异常行为，常伴有暴力行为并伤害自身或者床伴。RBD 在人群中的患病率为 0.38% ～ 2.01%，但在神经退行性疾病中，尤其是在 α - 突触核蛋白病中，其 RBD 的患病率更高，发病年龄在 40 ～ 70 岁。50 岁以上的人群多见，男性发病率较高[1]。RBD 可分为**特发性 RBD（idiopathic RBD，iRBD）**和**继发性 RBD（secondary RBD，sRBD）**。老年男性易患 iRBD，iRBD 转化为 α - 突触核蛋白病的平均时间为 12 ～ 14 年；sRBD 患者发病年龄较轻，sRBD 与抗抑郁药或神经系统疾病有关，尤其与 α -突触核细胞病（如帕金森病，痴呆伴路易体和多系统萎缩）及发作性睡病 1 型有关。

脑干被认为是 REM 睡眠期的"触发器"，从 NREM 到 REM 睡眠期的过渡经 REM-on 和 REM-off 通过相互关系进行切换。介导 RBD 的关键脑干结构包括REM-off 区域，该区由腹外侧中脑导水管周围灰质（ventrolateral penaqueductal gray，vlPAG）和外侧脑桥被盖（lateral pontine tegmentum，LPT）组成。REM-on 区域，由前蓝斑（pre-locus coeruleus，pre-LC）和背外侧被盖背侧核下部（sublaterodorsal tegmental nucleus，SLD）组成。REM-on 和 REM-off 区域的神经元有相互抑制作用，共同调节 REM 睡眠的转换。

（一）临床表现

RBD 常发生在睡眠的后半段时间。出现典型 RBD 症状之前数年，患者常表现为睡眠不安稳，如异常发声及频繁肢体活动现象。RBD 的临床表现包括轻微的活动（例如，说话、大笑、大喊大叫、大骂等）及更剧烈的伤害性行为（例如，四肢甩动、猛打、踢腿、坐起或跳床等）。睡眠期间的暴力行为可能会造成瘀伤、撕裂伤、骨折或硬膜下血肿等，并可能危及生命，这是 RBD 患者寻求临床咨询的主要原因[2]。

（二）诊断与鉴别诊断

通过视频多导睡眠监测（video-PSG，v-PSG）确认的 REM 睡眠期梦境发生或复杂行为的临床病史以及肌肉活动增加是确定 RBD 诊断的必要条件。在 vPSG 研究中，RBD 患者表现出 RSWA，其与暂时性和阶段性骨骼肌活动增强有关。

vPSG 能排除其他导致 RBD 样表现的睡眠障碍，如睡眠呼吸障碍（sleep-disordered breathing，SBD）、周期性肢体运动障碍（PLMD）、NREM 失眠（例如睡行症，夜惊症和错乱觉醒）、噩梦和与睡眠有关的癫痫发作（主要是睡眠相关的运动癫痫）。此外，由于 RBD 在 50 岁以上的男性中更为普遍，因此 RBD 患者易合并呼吸障碍性疾病（如 OSAHS），并且在 REM 睡眠期而出现频繁呼吸事件。在某些 OSAHS 患者中，呼吸努力和（或）呼吸恢复与运动事件和发声有关，特别是在 REM 睡眠期，这可能被误认为 RBD。RBD 其他的鉴别诊断包括睡行症和夜惊。睡行症或夜惊通常发生于儿童 N3 期。与 RBD 相比，睡行症或夜惊患者常在叫醒时会感到困倦，不记得梦境的内容。另外，与睡行症患者相比，RBD 患者在睡眠中活动一般很少下地行走或离开卧室。然而，一种被称为"异态睡眠重叠综合征"的疾病既以 RBD 为特征，又有觉醒及睡眠相关的进食障碍或节律性运动障碍，被认为是 RBD 的临床亚型。异态睡眠重叠综合征通常始于儿童期或青春期，可为特发性或继发于神经系统疾病、药物滥用或戒断状态。

（三）治疗

RBD 的治疗，建议首先保证患者睡眠环境安全。对于可能掉床的患者，将床垫放在床旁地板上和（或）使用床头围栏；建议患者避免饮酒，因酒精可能引发或加重 RBD；对合并 OSAHS 的 RBD 患者进行持续气道正压治疗，改善 RBD 的临床症状；当安全措施无效且非药物治疗效果欠佳时，需要进行药物治疗；在开始药物治疗之前，应首先考虑停止应用任何与 RBD 有关的药物，如选择性 5- 羟色胺再摄取抑制剂（SSRI），5- 羟色胺和去甲肾上腺素再摄取抑制剂（SNRI）以及三环类抗抑郁药等。目前氯硝西泮治疗 RBD 有足够的循证医学证据，但氯硝西泮可能加重 OSAHS，可以在 CPAP 滴定的基础上应用。褪黑素及褪黑素受体激动剂也用于治疗伴 OSAHS 的 RBD。在亚洲有应用苯二氮䓬类受体激动剂右佐匹克隆联合普拉克索治疗合并 OSAHS 的 RBD 患者有效的报道，本患者在未进行 CPAP 滴定、没有褪黑素及褪黑素受体激动剂的情况下曾试用这一方案，有一定疗效，在完成 CPAP 滴定的基础上应用，效果较好，仍需长期随访。

（张亚男　王赞）

参考文献

［1］Jiang H，Huang J，Shen Y，et al. RBD and neurodegenerative diseases. Mol Neurobiol，2017，54（4）：2997-3006.

［2］McCarter S J，Louis E K，Sandness D J，et al. Antidepressants increase REM sleep muscle tone in patients with and without REM sleep behavior disorder. Sleep，2015，38（6）：907-917.

病例 18　梦魇障碍

一、病例介绍

病史资料　患者，女性，21 岁，大学生，未婚。主因"夜间睡眠不安 15 年，加重半年"住院诊治。患者于 2005 年起无明显诱因下出现夜间梦多，时有噩梦发作等。高中和大学期间每月做噩梦 1～2 次，室友曾听到她夜间呻吟。近半年因找工作压力大，噩梦发生较为频繁，有时伴有呼吸急促、恐怖濒死感及四肢抽动。发作醒来后，对噩梦情境记忆深刻，可复述。患者噩梦后晨起疲乏，白天工作精力下降。发病至今未服药治疗。既往为足月顺产。否认高血压、糖尿病史。否认其他家族性遗传性疾病史。近 1 周睡眠情况：每晚上床时间 23:00，夜间无觉醒，早晨觉醒时间 6:30，早晨起床时间 6:30。白天有时需午睡 30 min。

体格检查　查体未见阳性体征。

精神检查　意识清晰，定向力完整。接触正常，反应迅速，显困倦，仪容正常。回答问题时语言流利，语量正常。无紧张、敏感，无幻觉、妄想。否认有自杀想法或计划。

辅助检查　PSG：①睡眠效率基本正常，入睡后觉醒次数增多；②睡眠结构异常，REM 睡眠期增多；③REM 睡眠期未见下颌肌电增高，视频可见患者 REM 睡眠期均用被子盖住头部，并在之后的 REM 睡眠期出现头部轻微摇动、肢体少量抽动，事件发生后出现觉醒转换。血常规、血生化、电解质、甲状腺功能及抗体均正常。贝克抑郁量表：16分；GAD-7评分：10分。检查结果提示中度抑郁、焦虑。

诊断　梦魇障碍。

治疗经过　建议患者加强体育锻炼，保持规律睡眠习惯，减缓压力；心理咨询；药物治疗，每晚阿米替林25 mg口服，门诊随访3个月，夜间睡眠稳定、梦魇症状改善，仅有一次轻微发作。

二、病例讨论

梦魇多发于学龄前儿童，成人中7%有梦魇发作。发作频率因人而异。本病发病机制不清，多种因素与梦魇相关：人格特征，童年艰难境遇，人际关系不良；REM抑制剂等戒断，精神因素、恐怖色彩事件，睡姿不当或躯体不适，饮酒或过度疲劳，有精神障碍者。

（一）临床表现

梦魇的主要临床表现：多发生于后半夜，噩梦内容恐怖导致惊醒；醒后有明显焦虑、恐怖情绪，呼吸与心率加快，无显著异常动作（与夜惊不同）；事后能清晰回忆；症状常常能迅速缓解；但发作频繁，会影响睡眠，并引发焦虑抑郁及躯体不适。

（二）诊断

本病诊断依据临床特征，包括三个方面：强烈而恐怖的梦境、梦醒后意识完整，以及噩梦导致精神、认知或行为受损。PSG仅作为辅助诊断，有利于鉴别睡惊症、RBD以及其他睡眠障碍。建议精神专科会诊，明确患者是否患有精神障碍。ICSD-3关于梦魇障碍的诊断标准见表18-1。

表18-1　ICSD-3关于梦魇障碍的诊断标准

必须同时符合以下A～C项标准：

A. 反复出现广泛的、强烈的焦虑和记忆清晰的威胁生存、安全和躯体完整性的梦境

B. 一旦患者从焦虑的梦中醒来，患者的定向力和警觉性完好

C. 梦境体验或从梦中醒来造成的睡眠紊乱，两者导致患者明显的痛苦或者导致以下至少一项社会、职业或其他方面功能受损：情绪障碍（持续的梦魇情绪、焦虑、烦躁）；抗拒睡觉（卧床时焦虑、害怕睡觉/随后的梦魇）；认知损害（闯入性梦魇景象，注意力和记忆力受损）；对陪护和家庭功能的负性影响（夜间的破坏）；行为问题（避免卧床时间，害怕黑夜）；白日困倦；疲劳或者精力低下；工作或者受教育功能受损；人际或者社会关系受损

（三）治疗

如偶尔发生梦魇，一般不必进行治疗。对于频繁发作的梦魇，尤其是显著损害患者日间功能的，需要就医治疗。本病的治疗包括病因治疗、心理治疗和药物治疗。对于梦魇频繁发作的患者，应仔细查明病因。如停用抗抑郁药和镇静催眠药，应先逐渐减量，避免突然停药；睡眠之前不接触恐怖刺激性的影视图书资料等。由躯体或精神疾病引起者，应积极治疗原发疾病。认知心理治疗有助于完善梦魇患者的人格，提高承受能力，帮助患者认识到现在的情况与童年时期的境遇有关；对于创伤性梦魇患者，认知心理治疗、催眠治疗能够帮助其理解创伤并接受现实。药物治疗可以使用减少 REM 睡眠期的药物，如三环类抗抑郁药物（阿米替林）、新型 5-HT 和去甲肾上腺素再摄取抑制剂文拉法辛等。在有精神分裂症等相关疾病情况下，可以选择应用抗精神病药物。

（吴惠涓　赵忠新）

第8章 睡眠相关运动障碍

睡眠相关运动障碍是指一系列干扰正常睡眠和入睡的、简单的、无目的性的、相对刻板的运动。这些睡眠中的运动事件常导致夜间睡眠紊乱和白天的疲劳思睡症状。睡眠相关运动障碍可同时发生在睡眠和清醒时，但在睡眠时的表现与清醒时明显不同，也可完全只出现在睡眠时（例如，磨牙症只在睡眠中发生）。根据 ICSD-3，睡眠相关运动障碍主要包括：不宁腿综合征、周期性肢体运动障碍、睡眠相关腿痉挛、睡眠相关磨牙症、睡眠相关节律性运动障碍、婴儿良性睡眠肌阵挛、睡眠起始脊髓固有肌阵挛、还包括躯体疾病所致的睡眠相关运动障碍，药物引起的睡眠相关运动障碍，以及一些孤立症状和正常变异如过度片段化肌阵挛、睡前足震颤和交替性腿部肌肉抽动和睡眠惊跳等。另外还有些未写入 ICSD-3 的睡眠中刻板和微小的运动，如颈肌痉挛。目前这些疾病的发病机制尚不明确。

病例 19　腰部酸痛伴尿频、辗转难眠
——一例不典型不宁腿综合征的诊治

一、病例介绍

病史资料　患者，男性，60 岁，主诉"腰部酸痛、失眠、尿频、双眼水肿 1 年余加重 1 个月"于 2018 年 6 月于神经内科门诊就诊。2017 年开始晚上有睡意时感到腰部酸痛，位于腰椎两侧，喜欢捶揉，双腿无处安放，越睡越清醒，直到睡意全无，睡不着时尿频，数十分钟一次，尿量少，无尿痛。晨起双眼水肿。2017 年 12 月患者因怀疑"慢性肾炎、前列腺炎、神经衰弱和肾阳虚证"去中医科就诊，服用"养血安神片""补脑口服液"和"归脾丸"治疗 2 个月无效而未再治疗。2018 年 5 月上述症状加重，导致彻夜不眠，三四天才有一晚睡 3～4 h，睡着后无尿频。2018 年 6 月于泌尿外科就诊，前列腺超声提示中度前列腺增生，建议手术治疗。于骨科就诊，行 X 线检查提示：腰 1 椎体楔形变、

腰椎椎体骨质增生。双侧膝关节退行性骨关节病、骨质疏松、双侧关节腔游离体形成，双侧髌上囊及关节腔少量积液。骨科医生建议手术取出关节腔游离体，患者未同意，遂于神经内科就诊。追问病史，如果晚上不睡觉专心干其他事情（比如下棋时）无尿频。白天一般无上述症状，但有睡意或安静时仍有腰部困乏，但无尿频、心急、心烦。

既往史　心房颤动、类风湿性关节炎、前列腺增生病史；无糖尿病史，无精神类药物应用史。家族史和个人史无特殊。

查体　腰部无叩击痛，双下肢无水肿和静脉曲张，双膝关节活动正常，局部无疼痛，神经系统查体未见明显异常。

辅助检查　血常规、尿常规、肝肾功能、血微量元素、铁蛋白、转铁蛋白、可溶性转铁蛋白受体、维生素 B_{12}、血糖、糖化血红蛋白均未见明显异常。双下肢神经传导速度未见明显异常。HAMA 和 HAMD 评分分别为 12 分、11 分，匹兹堡睡眠质量指数（PSQI）21 分。v-PSG 提示：总睡眠时间 156.5 min，睡眠效率 32.8%，睡眠潜伏时间 25.5 min，入睡后清醒时间 295 min，觉醒次数 34 次，各期睡眠所占比例 N1 期占 30.4%，N2 期占 58.8%，N3 期占 0%，REM 睡眠期占 10.9%。心电导联提示心房颤动，中枢性睡眠呼吸暂停指数 11.9 次 / 小时。周期性肢体运动（periodic limb movement，PLM）指数为 0。监测当夜视频观察到：清醒期患者诉腰部困乏，家属反复捶打腰正中左侧约 5 cm 处固定点。

诊断　不宁腿综合征（RLS）变异型。

治疗经过　给予"盐酸普拉克索 0.125 毫克 / 晚"服用 3 天无效。患者再次于神经内科门诊就诊，建议"盐酸普拉克索 0.25 毫克 / 晚"，服用当晚，患者腰部酸痛、失眠、尿频和双眼水肿的症状均消失。

二、病例讨论

不宁腿综合征（restless leg syndrome，RLS），又称 Willis-Ekbom 病，属于一种感觉运动障碍疾病，主要表现为有难以名状的腿部不适感，并伴有想活动腿部的欲望，这些症状具有静止时加重、活动后缓解和昼轻夜重的变化特点。典型的症状主要表现在腿部，而不典型的症状可以出现在任何一个身体部位，容易导致误诊误治，造成了患者的担心、痛苦和睡眠紊乱，也导致精神、身体和社会功能受损。

亚洲人群的患病率为 0.1% ～ 3.0%。目前 RLS 的病理机制尚不明确，考虑可能与铁代谢异常、多巴胺功能障碍、中枢阿片系统异常和遗传有关。RLS 根据病因分为原发性 RLS 和继发性 RLS。原发性 RLS 通常有家族史，现有研究支持该病呈常染色体显性遗传。继发性 RLS 多于 40 岁后发病，与多种神经系统疾病、铁缺乏、妊娠或慢性肾衰竭有关。根据症状的起病年龄，RLS 可分为早发型 RLS（＜ 45 岁）和晚发型 RLS（≥ 45 岁）[1]。

（一）诊断

按照 ICSD-3 关于 RLS 的诊断标准进行诊断（表 19-1）[2]。

表 19-1　ICSD-3 关于不宁腿综合征的诊断标准

ICSD-3 关于 RLS 的诊断标准必须同时满足 A、B、C 三条：

A. 想动腿的欲望，通常伴有或者认为由腿部的不适所致。这些症状必须满足：
　（1）静止或者不活动时（如卧床和坐着）加重；
　（2）活动后（如行走或伸展）至少只要在活动持续时，可以部分或全部缓解；
　（3）只在或者主要在晚上出现，而非白天。

B. 上述症状需排除其他疾病和行为（如腿痉挛、位置性不适、纤维肌痛、静脉淤滞、腿部水肿、关节炎、习惯性顿足等）。

C. 不宁腿症状造成了患者的担心、痛苦、睡眠紊乱，导致精神、身体、社会、职业、受教育、行为及其他功能受损。

关于 RLS 诊断的补充说明：

（1）有时想要活动腿部的欲望不伴不适感，除腿部之外，手臂和其他部位也可出现这些症状；

（2）对于儿童，这些症状需由患儿本人描述；

（3）当症状非常严重时，不能通过活动来缓解不安宁的症状，但既往出现过这一特征；

（4）由于病情严重、治疗干预或治疗诱发的症状恶化，症状在傍晚或夜间恶化的特征可能并不明显，但既往出现过这一特征；

（5）对于在某些研究中的应用，如遗传学或流行病学研究，可以省略 C 标准，但需在研究报告中明确说明。

本例患者表现出的腰部酸痛、尿频、双腿无处安放的症状都具有静重动轻、昼轻夜重的特点，导致患者严重的睡眠结构异常，符合 RLS 的诊断标准。PSG 检查对于 RLS 不是必需的，但有 70% ～ 80% 的 RLS 在单次 PSG 时可发现伴有 PLM 指数＞ 5 次 / 小时，清醒期周期性肢体运动（periodic limb movement in wake，PLMW）更能支持该诊断。

（二）鉴别诊断

1. 发生部位相关的躯体疾病症状　该病例虽然有活动腿的欲望，但是患者感到痛苦的部位更加强调腰部，而且有尿频、双眼水肿的症状，容易误认为肾脏病，但肾脏疾病导致的尿频一般没有明显的昼夜节律，查体未见肾区叩击痛和双下肢水肿等进一步支持的体征，客观检查尿常规和肾功能都正常，因此不支持肾脏疾病。患者尿频，超声提示前列腺增生，容易认为前列腺增生是导致尿频的原因，但是该患者临床症状的睡前尿频明显，没有尿等待、排尿时间长和尿流间断等症状，患者白天无尿频也不符合该疾病的特点。

2. 焦虑障碍或躯体形式障碍　患者躯体症状表现多样，包括腰部酸痛、双下肢无处安放、失眠、尿频，可以是躯体性焦虑的主要表现，按照精神障碍的诊断可能还会考虑焦虑障碍或者躯体形式障碍，但是这两种疾病的症状在一天当中均可以出现，虽然会在安静时更明显，但是该患者白天活动就完全不会有腰部酸痛、双下肢无处安放和尿频的症状，因此这一症状是 RLS 与焦虑障碍和其他疾病主要鉴别点。如果考虑焦虑障碍或者躯体形式障碍，需要长期服用选择性 5- 羟色胺再摄取抑制剂（SSRI）或者 5- 羟色胺和去甲肾上腺素再摄取抑制剂（SNRI）等抗抑郁药物，而这些药物本身可能诱发或者加重 RLS 的症状，而且至少服用 2 周才能起效。如果仍考虑该患者有 RLS 的可能，可使用 RLS 一线治疗药物多巴胺受体激动剂普拉克索进行诊断性治疗来帮助确定诊断。

对本患者给予小剂量普拉克索 0.125 mg 于症状出现前 2 h 口服，无缓解，增加剂量到 0.25 mg 后症状显著改善。普拉克索改善 RLS 症状的常用剂量为"0.125 ～ 0.75 mg"。因此在小剂量无效而又高度怀疑 RLS 时，可以继续尝试加大剂量。由于普拉克索的血药浓度达峰时间为 1 ～ 3 h，一般建议在症状出现前 2 h 服用。患者对多巴胺制剂的快速应答，可在短期内帮助我们鉴别焦虑障碍或躯体形式障碍，也能避免因误诊导致服用 SSRI 或者 SNRI 等药物反而引起症状加重。

3. 关节炎　虽然该患者有关节炎病史，X 线检查提示"腰 1 椎体楔形变、腰椎椎体骨质增生和双侧膝关节退行性骨关节病"，但是该患者的描述是腰两侧酸痛需要揉捏以及腿无处安放的感觉，活动时可以没有症状，而关节炎的不适感多是活动时加重。

4. 周围神经病变　各种原因如糖尿病、营养不良、外伤、感染、炎症、肿瘤等引起的周围神经病变均可出现感觉异常，但是症状无动轻静重、昼轻夜重两大特点，查体一般会有神经系统受损的定位体征。该患者无神经系统受损体征，血、尿、神经传导速度检查也都不支持。

5. 静坐不能　通常有精神类药物的用药史，无昼夜节律的变化特点，该患者无相关药物服用史。

6. 位置性腿部不适　表现为腿部长期置于一个位置造成的不适感，活动后可以缓解，但是无昼夜节律。该患者的临床表现不符合。

另外该患者共病有中枢性睡眠呼吸暂停和心房颤动。中枢性睡眠呼吸暂停为心房颤动患者常见的呼吸障碍。该病例主诉的不适感在腰部、尿道，而非腿部，属于不典型 RLS，因此需要详细地询问患者症状的部位及波动特点和伴随症状，有助于诊断。另外对多巴胺类药物的治疗反应也能帮助鉴别不典型 RLS 与焦虑障碍或躯体形式障碍，并避免误诊使用抗抑郁药物导致症状恶化。

由于 RLS 的诊断主要依靠特殊的临床症状，因此详细的病史询问和典型的症状波动特点对诊断 RLS 至关重要。虽然腿部不适伴活动腿部的欲望是典型 RLS 最常见的临床症状，但其他部位的不适感和活动欲望如果符合静重动轻以及昼轻夜重特点，也需要高度怀疑 RLS。治疗 RLS 的药物包括多巴胺受体激动剂（普拉克索、罗匹尼罗、罗替高汀贴片），抗癫痫药（普瑞巴林、加巴喷汀），阿片类药物（羟考酮、纳洛酮），铁剂[3-5]等。

（赵显超　宿长军）

参考文献

［1］中国医师协会神经内科医师分会睡眠学组，中华医学会神经病学分会睡眠障碍学组，中国睡眠研究会睡眠障碍专业委员会 . 中国不宁腿综合征的诊断与治疗指南（2021 版）. 中华医学杂志，2021，13（101）：908-925.

［2］The American Academy of Sleep Medicine. International Classification of Sleep Disorders. 3rd ed. Westchester，IL：The American Academy of Sleep Medicine，2014.

［3］Thompson A M. Principles and Practice of Sleep Medicine. 6th ed. Elsevier，2016.

［4］Stefani A，Högl B. Diagnostic Criteria，Differential Diagnosis，and Treatment of Minor Motor Activity and Less Well-Known Movement Disorders of Sleep. Current Treatment Options in Neurology，2019，21（1）.

［5］Walters A S，Lavigne G，Hening W，et al. The Scoring of Movements in Sleep. J Clin Sleep Med，2007，3（2）：155-167.

病例 20　不宁腿综合征
——隐藏在慢性失眠背后的祸根

一、病例介绍

病史资料　患者，女性，60 岁，主诉"失眠 1 年余"于神经内科门诊就诊。1 年前开始失眠，主要表现为入睡困难、易醒、醒后再次入睡困难，于多家医院诊断"失眠"，服用过"多种中药、地西泮、右佐匹克隆和酒石酸唑吡坦"都无明显效果，既往有"糖尿病"5 年余，不规律服用"盐酸二甲双胍"降糖。追问病史后患者补充，近 1 年双下肢麻木和烧灼样疼痛，上床后加重，下地活动后好转，影响入睡，夜间常因腿部抽动而醒，再次入睡时上述症状再次出现。否认不宁腿综合征家族史。

体格检查　双下肢皮肤无光泽，双跟腱、膝腱反射消失，双膝关节以下袜套样感觉减退，双侧音叉震动觉正常，双下肢肌力和肌张力正常，双侧巴宾斯基征阴性。

辅助检查　血常规、红细胞沉降率、维生素 B_{12}、叶酸、肝肾功能正常。空腹血糖浓度 12 mmol/L（正常值 3.89～6.11 mmol/L），糖化血红蛋白 9%（正常值 < 6.5%）。神经传导速度检测：双侧腓浅神经感觉传导速度减慢，双侧腓肠神经感觉电位波形未引出。双侧胫神经运动传导速度降低、H 反射未引出。PSG：总睡眠时间 310 min，入睡后清醒时间 100 min，睡眠潜伏时间 73 min，睡眠效率 64.1%，觉醒期周期性肢体运动指数 10 次 / 小时，睡眠期周期性肢体运动指数 29.6 次 / 小时，周期性肢体运动相关觉醒指数 20 次 / 小时，睡眠呼吸暂停低通气指数 4.5 次 / 分。

诊断及治疗经过　初期诊断考虑"糖尿病周围神经病"，给予"盐酸度洛西汀 60 mg 口服 1 次 / 日，盐酸二甲双胍 0.5 g 口服 3 次 / 日，甲钴胺 500 μg 3 次 / 日"，建议患者控制饮食和增加运动来控制血糖。1 周后患者复诊，诉双下肢疼痛加重，下床活动后能减轻，对睡眠影响更严重，入睡更差。停用"盐酸度洛西汀"，改用"普瑞巴林"，1 周后复诊，患者诉双下肢疼痛减轻，无需下地活动，睡眠质量好。最后修正诊断为糖尿病性周围神经病继发性不宁腿综合征。

二、病例讨论

RLS 主要表现为腿部不适感，伴有活动下肢的欲望，腿部不适感常描述为像蚁爬感、虫子咬、虫子钻，说不清的腿不舒服、没地方放，总是想动来动去和疼痛等，很少描述存在麻木和怕冷等感觉，这种腿部的症状有安静时加重、活动后缓解和白天轻夜间重的特点。RLS 的症状常导致入睡困难，而 RLS 常伴有 PLM，导致睡眠中的觉醒，醒后由于 RLS 症状造成再入睡的困难，这易与失眠症状相混淆。本患者腿部疼痛存在静止时加重、活动后缓解，昼轻夜重的特点，以及使用盐酸度洛西汀后症状恶化，支持 RLS 诊断。

该患者需要鉴别的主要疾病：①失眠障碍：该患者有失眠主诉，但失眠是由腿部的不适感所致，需要活动腿来缓解，在给予苯二氮䓬类和非苯二氮䓬类镇静催眠药物治疗疗效不佳。在临床中以失眠为主诉的 RLS 患者很常见，尤其是慢性失眠，患者失眠带来的痛苦大于腿部的不适感，就诊时他们通常忘记描述 RLS 的症状及特点，尤其以失眠为主诉就诊的患者应详细了解患者失眠的诱因，是否伴随腿部不适症状及波动特点，特别是经常规药物治疗反应不佳的患者要考虑存在 RLS 的可能性。②糖尿病周围神经病：该患者有明确的糖尿病病史，血糖控制差，临床症状存在双下肢的麻木，查体和神经传导速度均提示存在周围神经受损的表现，可以明确诊断糖尿病周围神经病，而"盐酸度洛西汀"常用于治疗痛性糖尿病周围神经病，但是该患者腿部麻木和灼痛不是持续，夜间重，且活动后缓解，使用盐酸度洛西汀后，随着夜间双下肢疼痛不适加重，失眠症状也加重。度洛西汀是一种 5- 羟色胺和去甲肾上腺素再摄取抑制剂类抗抑郁药，可诱发和加重不宁腿综合征症状，故本患者在停用盐酸度洛西汀改用普瑞巴林后，下肢灼痛症状得到明显改善，因此考虑该症状为 RLS 的表现，而非糖尿病周围神经病所引起。RLS 常继发于周围神经病，该患者的症状在服用盐酸度洛西汀后恶化，换用普瑞巴林后症状缓解反证 RLS 诊断。普瑞巴林在治疗痛性周围神经病和 RLS 均是指南推荐的一线药物，且兼有镇静作用，也有利于改善失眠症状，故选择普瑞巴林治疗能获得举一得三的良好效果。根据病因，RLS 分为原发性和继发性，原发性 RLS 通常有家族史，呈常染色体显性遗传，继发性 RLS 多于 40 岁后发病，与多种疾病如神经系统疾病、铁缺乏、妊娠或慢性肾衰竭有关。该患者诊断符合糖尿病周围神经病继发的 RLS。

　　本病例提醒我们在临床工作中，如果遇到以失眠就诊的患者尤其入睡困难型慢性失眠患者时，需要考虑是否存在 RLS，进行相关检查以明确诊断，避免误诊、漏诊，以提高失眠治疗的成功率；在遇到周围神经病患者时，也需要考虑其是否存在继发性 RLS 的可能，进行共病诊断，以免因药物选择不当导致患者病情恶化。

（赵显超　丘健　宿长军）

病例 21　精神药物所致的不宁腿综合征

——注意药物所致的不宁腿

一、病例介绍

　　病史资料　患者，女性，48 岁，主因"间断心情差、失眠 2 个月，加重 2 周"于 2019 年 6 月就诊于我院门诊。现病史：患者 2 个月前无明显诱因出现心情低落，高兴不起来，伴烦躁、紧张、手抖，长出气，夜间入睡困难，睡眠浅。

近 2 周情绪低落加重，悲观，绝望，自觉生活很艰难，活着很累，工作效率下降，尚可坚持上班。入睡困难，入睡需 1 h，有时夜间易醒，醒后难以再入睡，食欲欠佳，体重无明显变化。否认精神疾病家族史。既往体健。平素个性：内向、敏感，交往可。

　　一般查体未见明显异常。精神检查：神清，定向力完整，接触被动，交谈中哭泣、承认非常痛苦、情绪低落、兴趣减退、体力下降、自责、悲观、看不到希望、失眠、食欲差，偶有轻生观念，念及父母孩子，表示不会伤害自己，否认自伤、自杀行为，否认曾有类似体验，否认有持续性情感高涨、兴奋话多等体验，未引出精神病性症状，自知力存在。进行血常规、生化、贫血三项及心电图等检查未见异常。

　　初步诊断　考虑重度抑郁发作，短期失眠障碍。

　　初步治疗　予抗抑郁药物艾司西酞普兰起始剂量 5 mg/ 日，1 周后加量至 10 mg/ 日；酒石酸唑吡坦片（思诺思）5 ～ 10 mg/ 晚；建议家属多陪伴、鼓励、安慰和支持，待情绪稳定后进行心理治疗。1 周后家属带患者就诊，称患者出现多疑，怀疑同事常讨论自己、故意针对自己，与同事关系差，不能坚持工作，交谈中患者表示同事看自己的眼神不对，常话里有话，讽刺自己，心情低落较前加重，仍偶有轻生念头，未有自杀行为；服药后未诉不适。在治疗上加用抗精神病药物喹硫平，起始剂量 25 mg/ 晚，逐渐加量至 200 mg/ 晚；将艾司西酞普兰继续加量至 15 mg/ 日，思诺思 5 mg 按需服用治疗，嘱家属密切看护，防止发生自伤自杀等意外。

　　3 周后患者复诊，当前服用艾司西酞普兰 15 mg/ 日，喹硫平 200 mg/ 晚，思诺思 10 mg/ 晚，情绪较前稍有改善，敏感多疑减轻，仍有失落，打不起精神，但出现睡前腿部不适，小腿后侧像蚂蚁爬一样，反复活动腿后可有缓解，安静时和睡前较重，影响入睡，烦躁、担心，服用思诺思未见改善，白天无上述不适。既往无类似体验，家族中无人有类似体验。

　　补充诊断　抗精神病药物所致 RLS。

　　治疗经过　继续艾司西酞普兰 15 mg/ 日治疗，尝试喹硫平逐渐减量至 50 ～ 100 mg/ 晚，思诺思 5 ～ 10 mg 按需服用。5 周后复诊，喹硫平减至 50 mg/ 晚，余同前，患者腿部不适明显减轻，有时觉察不到，不影响睡眠，心情明显好转，能高兴起来，敏感多疑消失，不再怀疑同事，已开始工作，睡眠好转，仍觉兴趣未恢复。建议继续艾司西酞普兰 15 mg/ 日，喹硫平 50 mg/ 晚治疗。

二、病例讨论

　　患者以心情低落、兴趣减退为主诉就诊，伴失眠、烦躁、疲劳等症状，病程中出现怀疑妄想等精神症状，无躯体不适主诉和体征，诊断考虑为重度抑郁发作伴精神病性症状，经艾司西酞普兰、喹硫平、思诺思治疗，症状基本平稳。治疗过程中，患者的艾司西酞普兰加量且加用喹硫平后，出现腿部不适，符合 RLS 的症状表现（具体表现详见本章相关讨论）。在艾司西酞普兰剂量不变、喹硫平减量后，RLS 症状减轻，故考虑为抗精神病药物喹硫平继发 RLS。精神药物所致 RLS 在文献上已有不少报道，如典型抗精神病药物、非典型抗精神病药物、三环类抗抑郁药物、选择性 5- 羟色胺再摄取抑制剂（SSRI）以及其他抗抑郁药、抗组胺药等均有引起 RLS 的报道[1]。RLS 的发病机制与多巴胺功能低下有关，典型抗精神病药物为多巴胺受体阻断药，从作用机制上，有可能引起 RLS。临床上可见吩噻嗪类衍生物、异丙嗪和氯丙嗪等药物导致 RLS 的案例。非典型抗精神病药物，如喹硫平、奥氮平、利培酮、阿立哌唑等均有诱发易感个体出现或加重 RLS 的报道。曾有研究发现，用三环类抗抑郁药物或 SSRI 治疗的患者，RLS 的发生率高达 27%。可见文拉法辛、米氮平可能与 RLS 和周期性肢体运动的发生率升高有关。安非他酮可能在短期内减轻 RLS 的症状。具有镇静作用的抗抑郁药（如曲唑酮、多塞平）似乎不会增加 RLS 和周期性运动障碍的风险[2]。总之，抗精神病药物、抗抑郁药物均有可能诱发或加重 RLS。

（一）诊断

目前国际上尚无抗精神病药物所致 RLS 的诊断标准，但药物所致 RLS 属继发性 RLS 范畴，除满足 RLS 的症状表现和严重程度诊断标准外，还要满足有使用该药物的背景，加量后加重，减量或停止使用后症状减轻或消失，即 RLS 的出现或加重与某种药物的使用或剂量增加相关。

（二）鉴别诊断

1. 静坐不能　患者有精神药物使用史，药物引起的静坐不能需要通过移动整个身体来缓解不适症状，与 RLS 表现有类似之处。但 RLS 患者存在明显腿部蚁爬感，感觉症状多在晚上睡前出现，有昼夜节律波动的特点，且安静时较重，活动后减轻，无锥体外系症状，故排除该诊断。

2. 周围神经病变　各种原因引起的周围神经病变均可出现持续性感觉异常。但该患者查体未发现相应周围神经受损的体征，常规化验检查均未见异常，结合患者感觉症状有动轻静重、昼轻夜重的特点，故暂不符合该诊断。

3. 幻觉　幻触中可有类似体验，患者感觉皮肤表面有麻木感、虫爬感、通电感等异样体验，并坚信不疑，须与幻觉症状相鉴别，但这类幻觉常见于精神分裂症、脑器质性精神病。本例为抑郁患者，且蚁爬感有昼轻夜重的节律特点，活动后可减轻，这是 RLS 独有的症状特点，故暂不考虑幻觉。

（三）总结

临床上由精神药物诱发 RLS 的报道较为常见，诱发 RLS 的药物可能具有共同的药理学特点，包括抗多巴胺能、抗 5- 羟色胺能、抗组胺能等作用。新近研究发现，抗精神病药物引起的 RLS 患者存在 *BTBD9* 基因单核苷酸多态性（SNP）改变，提示药物因素可能不是唯一诱因。因 RLS 症状可能导致治疗依从性降低，引起显著的心理、社会和职业损害，临床医师在使用精神药物时，应关注有无 RLS 的发生，尽早发现、及时处理，改善患者功能，提高原发病和药物继发 RLS 的临床治愈率。

（李月真　张宁　王春雪）

参考文献

［1］王海红，刘晓华，施慎逊 . 非典型抗精神病药引起不宁腿综合征的研究进展 . 神经疾病与精神卫生，2018，10：727-731.

［2］Kolla B P，Mansukhani M P，Bostwick J M，et al. The influence of antidepressants on restless legs syndrome and periodic limb movements：A systematic review. Sleep Med Rev，2018，38：131-140.

病例 22　睡眠相关节律性运动障碍

一、病例介绍

病史资料　患者，男性，18 岁，主因"睡眠时反复摇头 17 年余"于 2019 年 4 月到神经内科就诊。患者父亲诉自患者 4 个月时开始出现反复的左右摇头，动作幅度大小不等，每秒 1 ～ 2 次，每次发作持续 1 ～ 5 min，多发生在刚入睡时，每晚发作数次到 20 余次不等，感冒、劳累后和心情差时明显。摇头时能唤醒，唤醒后摇头立刻停止，意识清楚，但对发作过程无记忆。发作时无大小便失禁、四肢僵硬、抽搐、舌咬伤、面色苍白或发绀。偶有睡瘫，无睡眠中打鼾、呼吸暂停、梦境回忆、发声、睡前幻觉、白天过度嗜睡、猝倒、白天清醒状态刻板重复等异常动作。曾因摇头导致头部受伤。近 3 年摇头频率减少一半。足月顺产，无缺血缺氧性脑病病史，语言和行为发育与同龄人相同。7 岁前出现过多次高热惊厥病史。既往曾于当地医院诊断过"癫痫"，具体治疗不详，无效，未坚持服药治疗。

体格检查　神经系统查体无阳性体征。

辅助检查 头颅 MRI 和脑电图未见异常。首夜 v-PSG 未见明显异常的动作。第二夜要求患者白天不能午睡，夜间延迟患者的入睡时间，造成患者轻度的睡眠剥夺后行 v-PSG 检查，检查发现：入睡前清醒期、N1、N2、N3 和 R 期均可见反复的节律性左右摇头，摇头前有时可见脑电频率变为 α 波，随着摇头转为睡眠期，随后摇头消失，幅度强弱不等；摇头时可见颈部脊旁肌肌电增高大于背景 2 倍以上，脑电图未见同步痫性放电，脑电图可见以后枕部为著的运动干扰，频率为 1～2 Hz，每次发作持续数秒到 5 min，整夜发作 20 余次，不伴发声、肢体抽搐、鼾声。

诊断 节律性运动障碍。

治疗经过 给予氯硝西泮片，0.5 mg，睡前服用，症状明显减少。

二、病例讨论

睡眠相关节律性运动障碍（sleep related rhythmic movement disorder，RMD）是指发生在入睡时或睡眠期，重复、刻板和具有节律性的大肌群运动，造成睡眠紊乱、日间功能受损、存在自我伤害或潜在伤害的一种睡眠相关运动障碍。常见于婴幼儿，也可发生于成人，缺少流行病学资料，也无明显家族聚集性。RMD 常造成患者睡眠紊乱、日间功能受损、存在自我伤害或潜在伤害[1-2]。RMD 少见，很容易被误认为癫痫，给予抗癫痫药物治疗无效。本文基于 RMD 的病例，讨论 RMD 相关的临床诊治问题。睡眠相关节律性运动被认为可能与前庭系统刺激运动发育的过程相关，或与中枢运动形式发生器抑制控制的生理作用相关，随着年龄的增长，多数可自行缓解。

（一）诊断标准

ICSD-3 关于睡眠相关节律性运动障碍的诊断标准见表 22-1[3]。

表 22-1 ICSD-3 关于睡眠相关节律性运动障碍的诊断标准

ICSD-3 关于睡眠相关节律性运动障碍的诊断标准（A～D 必须全部满足）：
A. 临床表现为累及大肌群的重复、刻板和节律性运动；
B. 主要表现为睡眠相关的运动，多出现在小睡或卧床期间，或者出现于入睡期和睡眠时；
C. 这种行为导致了以下至少一种明显的后果： （1）干扰正常睡眠； （2）日间功能受损； （3）导致了自身受损或者如果不采取预防措施就可能会导致身体受损；
D. 这些节律性运动不能用其他运动障碍或癫痫解释。如果没有临床表现的节律运动，只记录存在节律性运动，不定义为节律运动障碍。

（二）临床表现及分类

根据临床表现形式，RMD 可分为多种临床亚型：

1. 躯体滚动型 整个身体滚动；

2. 撞头型 头部剧烈地运动或撞击物体；

3. 摇头型 头向侧方活动，特别是在仰卧位时明显；

4. 其他型 包括躯体摇动、腿部摇动、腿部撞击；

5. 联合型 涉及 2 种或以上的各种表现形式。

结合本例患者病史及临床表现，从婴儿时起病，慢性发作性病程，发作主要表现为入睡和睡眠期出现的重复、刻板和节律性摇头，导致了头部外伤。头颅 MRI、脑电图未见异常，发作时无痫性放电。病情趋于自发缓解的过程。RMD 的 PSG 诊断标准要求根据情况拓展颈部脊旁肌肌电帮助诊断，表现为一连串至少 4 次的异常动作，频率为 0.5～2 Hz，颈部脊旁肌肌电至少高于背景 2 倍；同时也可以拓展脑电进行 PSG 记录，观察发作时是否存在痫性放电。该患者的 PSG 符合 RMD 的特征，发作时无痫性放电。结合临床表现、辅助检查和病情转归诊断 RMD 明确。结合患者的节律性运动形式为 RMD 的摇头型。

（三）鉴别诊断

1. 癫痫 主要表现为刻板性、重复性、短暂性和反复发作的特点，发作时或发作间期有异常脑电。该患者多次肌电图检查及拓展脑电的 v-PSG 记录发作时未见异常脑电，且抗癫痫治疗无效，故不符合癫痫发作。

2. RLS RLS 患者的运动是患者为了缓解躯体的不适或者主观想活动躯体的欲望，而且是在觉醒状态下发生，多伴有失眠的主诉。而该患者对摇头的动作无回忆，不符合 RLS 的有主动活动肢体欲望的特征。

3. 震颤 是一种神经系统疾病，可以表现为身体任何部位不自主的运动，紧张时加重，睡眠时消失。与该患者发生的与入睡和睡眠相关节律性运动特征不符合。

4. 抽动症 常见于儿童，重复刻板的动作主要发生在白天清醒时。与该疾病症状发生的主要时间不一致。

5. 异态睡眠 主要表现为睡眠期复杂的动作行为，动作行为不具有重复和刻板的特征。该患者的动作行为刻板、重复，不符合异态睡眠复杂行为的特征。

（四）治疗

睡眠节律性运动如果不造成不良的后果，被认为可能是儿童运动发育的生理现象，无需治疗。目前无循证医学证据的 RMD 治疗方式。只有当睡眠节律性运动造成睡眠问题、白天功能受损、自身受伤或存在潜在伤害他人的可能才需要治疗。睡眠安全保护措施是最重要的，常用的治疗为氯硝西泮和丙咪嗪，还包括抗抑郁药、行为干预、催眠和睡眠限制。在成人，RMD 常伴发其他原发性睡眠疾病如阻塞性睡眠呼吸暂停（OSA）、发作性睡病和注意缺陷与多动障碍（attention deficit hyperactive disorder，ADHD）等，治疗其他疾病也可能改善 RMD。该患者 PSG 和病史未发现与其他睡眠疾病共病。患者曾有自伤，因此睡眠安全保护措施对该患者是必要的。目前 RMD 发病机制和治疗方式尚不明确，仅以此个案的报道帮助大家了解罕见睡眠疾病，避免错误诊断和过度治疗。

（程金湘　宿长军）

参考文献

［1］Mayer G，Wilde-Frenz J，Kurella B. Sleep related rhythmic movement disorder revisited. J Sleep Res，2010，16（1）：110-116.

［2］Prihodova I，Skibova J，Nevsimalova S. Sleep-related rhythmic movements and rhythmic movement disorder beyond early childhood. Sleep Med，2019，64：112-115.

［3］The American Academy of Sleep Medicine. International Classification of Sleep Disorders. 3rd ed. Westchester，IL：The American Academy of Sleep Medicine，2014.

病例 23　颈肌阵挛

一、病例介绍

病史资料　患者，男性，28 岁，已婚，从事修车工作。主诉"睡眠中反复出现摆头动作 5 年"前来就诊。5 年前开始出现睡眠中反复摆头，一夜可多发，整夜均会出现，1 周发作 3 ～ 5 天不等，同时伴有多梦、打鼾、夜尿多，偶有从睡眠中惊醒，晨起疲乏，白日瞌睡，记忆力减退，影响了白天的生活。

既往史　12 岁时曾被摩托车撞伤，当时意识不清 1 h 左右，行头颅 CT 检查大致正常。个人史：吸烟 8 年，5 支 / 日，偶有饮酒史，平时睡眠规律。婚育史及家族史无特殊。入院前查 8 h 视频脑电图时有头短暂抽动发作，未见异常放电。

体格检查　躯体、神经系统及精神检查未见明显异常。

辅助检查　视频多导睡眠监测（v-PSG）提示：总睡眠时间 370.4 min，睡眠效率 78.7%，睡眠潜伏时间 29 min，入睡后清醒时间 71 min，觉醒指数 14.6 次 / 小时。各期睡眠比例：N1 25.9%、N2 53.2%、N3 5.9%、REM 15%，夜间未见明显异常脑电波。呼吸暂停低通气指数（apnea-hypopnea index，AHI）2.6 次 / 小时。PLM 指数 10.7 次 / 小时。当夜监测发现患者在 REM 睡眠期多次出现头向左快速摆动，脑电图导联上可见垂直的"条带状"运动诱发的伪影，持续时间在 0.5 ～ 1.0 s，有时伴有脑电觉醒及右下肢内收动作。

诊断　颈肌阵挛。

治疗　该患者在给予氯硝西泮 0.5 mg/ 晚治疗后，夜间摆头动作出现频次及事件发作天数均减少，白天瞌睡症状改善。

二、病例讨论

肌阵挛是以单一肌肉或肌群的突发、短暂、不自主收缩为特征，由肌肉收缩（正性肌阵挛）和肌肉活动中断（负性肌阵挛）引起的疾病。其发生可以很轻微，以致肉眼不易察觉，也可以非常强烈，导致患者突然跌倒甚至跌伤。可自发出现，也可为声、光、躯体感觉刺激，自主运动，睡眠或觉醒等因素诱发出现。而**颈肌阵挛**（neck myoclonus，NM）作为其中一型，由睡眠诱发，是一种睡眠相关的运动障碍[1]。本章将从一个病例入手介绍 NM 的诊治。

（一）临床表现

NM 表现为突然的颈部肌阵挛导致头部明显的短暂旋转或屈曲伸展，通常作为单一事件发生在 REM 睡眠期。在 PSG 的脑电图导联上可见垂直"条带状"运动诱发的伪差，持续时间大于 0.5 s，因持续时间长于皮质肌阵挛起源时间，与皮质下起源的肌阵挛关系更密切。年轻患者的肌阵挛发生指数较高，男性高于女性。孤立的 NM 几乎只在 REM 睡眠期，而周期性颈肌阵挛（periodic neck myoclonus，PNM）可发生在 NREM 睡眠期。

（二）诊断

目前 NM 在 ICSD-3 中不符合已有特定名称诊断。文献报道 NM 常被认为是一种 REM 睡眠期相关的生理现象，可见于无睡眠障碍的健康人群。因临床意义尚不清楚，需要进一步研究，以明确 NM 是否一定代表一种生理现象，是否或何时被认为是 RBD 前驱症状。该病一般情况下无需治疗，当发作频繁影响到夜间睡眠的连续性及白天社会功能时，小剂量的氯硝西泮可缓解症状[1]。

睡眠相关的运动障碍在睡眠中较为常见，它的存在可能会影响患者自己或者床伴的睡眠质量，带来睡眠中的自伤或者他伤，影响白天功能。目前，对于大多数与睡眠有关的运动障碍，其病理生理机制仍不明确，可能为生理表现，也可能为中枢神经系统疾病的首发症状。本文仅以此病例让更多的人了解并关注睡眠相关的运动障碍。

（三）鉴别诊断

1. 睡眠相关的癫痫发作　87% 的额叶癫痫与 20% 的颞叶癫痫与睡眠相关，主要发生在 NREM 睡眠的 Ⅰ、Ⅱ 期。90% 以上睡眠相关过度运动性癫痫（sleep-relative hypermotor epilepsy，SHE）发生在睡眠中，NREM 及 REM 睡眠期均可发生，同一晚可发生 1～20 次不等，其主要临床特点有：夜发性、丛集性、短暂性、刻板性的运动性发作，导致夜间睡眠片段化，伴有白日过度嗜睡、全身疲乏及认知功能下降。该患者的 v-PSG 可见临床发作而无异常脑波，患者异常动作只在 REM 睡眠期出现，脑电图导联上除可见持续 0.5～1.0 s 的垂直"条带状"运动诱发的伪影外，未见异常脑电波，且白天无痫性发作，暂可排除该病。

2. 阻塞性睡眠呼吸暂停　该事件可发生在 NREM 和 REM 睡眠期，发生在 NREM 睡眠期可导致 NREM 睡眠-觉醒，类似于原发性觉醒障碍（模糊性觉醒、睡行和夜惊等）。发生在 REM 睡眠期可导致 REM 睡眠-觉醒，类似于 REM 睡眠行为异常，这些行为复杂，也无刻板的特征，不符合该患者的表现形式。呼吸事件也可能诱发夜间癫痫或大脑缺氧发作，会伴随明显的身体活动。该患者夜间 PSG 提示 AHI＜5 次/小时，且未观察到呼吸事件与运动事件的锁时关系，可排除该病。

3. REM 睡眠期行为异常（RBD）　即在 REM 睡眠期出现梦境演绎相关异常行为，表现出各种各样的复杂运动，如说话、尖叫、踢、打、抓，甚至复杂的暴力和非暴力行为等，并且可能由此导致受伤或睡眠受扰，PSG 提示 REM 睡眠期肌张力迟缓消失。而该患者无相关梦境演绎的病史，且 PSG 监测提示 REM 睡眠无肌张力迟缓消失，不符合该疾病的诊断。

（陈国艳　程金湘　宿长军）

参考文献

［1］陈国艳，程金湘，杨伟毅，等.睡眠相关运动障碍之颈肌阵挛一例.中华神经科杂志，2020，53（6）：442-444.

病例 24　莫旺综合征继发的睡眠行为障碍

莫旺综合征（Morvan syndrome）是一种罕见的自身免疫性疾病，以周围神经过度兴奋、自主神经功能障碍和脑病为特征，主要表现为受累肌肉无规律地收缩、痛性痉挛、无力，还常伴有严重的失眠、梦境演绎行为和幻觉（激越性失眠）。中老年男性多见，部分患者血清中出现 CASPR2 和 LGI-1 抗体，可能是一种副肿瘤综合征。

一、病例介绍

病史资料　患者，女性，54 岁，主因"腰部疼痛 9 个月，头后仰、行走不稳渐进性加重 6 个月余，不自主抖动 1 个月余"收入我院。患者于 2018 年 11 月劳动中出现腰部疼痛不适，易疲劳，未予重视。2019 年 1 月腰痛加重，出现左足外侧麻木感，左下肢行走后力弱，休息后可缓解，就诊于当地医院，腰椎 MRI 结果不详，行针灸治疗未见好转。2019 年 2 月患者出现发作性头后仰，多在下午出现，持续数秒，平均 1 ～ 2 次 / 天，伴走路不稳，左下肢无力加重，睡眠后可缓解，仍有左足外侧麻木，无其他肢体麻木感，无肢体抽搐等，其头后仰、肢体无力逐渐加重。2019 年 4 月患者出现全身痉挛样疼痛，腰背部无力，布洛芬治疗后渐好转。2019 年 5 月患者出现不能站立，外院给予调脂、改善循环、营养神经等对症治疗，在院期间患者病情未见明显好转。出院带药地西泮片、苯巴比妥片等治疗，略有好转。2019 年 7 月患者左足外侧麻木好转，肢体无力略好转，可独自行走 5 ～ 6 m，新出现清醒和睡眠中肢体不自主抖动症状，下肢抖动明显，每次抖动持续数分钟，伴有皮肤多汗。自发病以来，体重下降 10 kg。患者平素体健，右侧周围性面瘫及面肌痉挛 20 余年，左肾切除。糖尿病 1 年。否认其他疾病史。否认家族性遗传病史。

体格检查　卧位血压 131/85 mmHg，心率 85 次 / 分；立位即刻血压 91/68 mmHg，心率 91 次 / 分；立位 1 min 血压 101/74 mmHg，心率 94 次 / 分；立位 3 min 血压 117/80 mmHg，心率 95 次 / 分。余内科系统查体未见明显异常。神经系统查体：神清语利，右侧面部针刺觉过敏，右侧额纹浅，右侧闭目力弱，示齿右侧浅，右侧面部抽搐。余颅神经查体未见异常。四肢肌力 V 级，有不自主运动，步态异常，共济检查未见异常。双上肢腕上 10 cm 处、双下肢小腿上 1/3 处手套袜套样针刺觉痛觉过敏。双侧病理反射阴性。

精神检查：意识清晰，定向力完整，接触主动。未引出其他。

辅助检查　免疫球蛋白 G 水平升高，肿瘤标志物水平升高（NSE，CYFRA21-1）。脑脊液常规细胞计数正常，糖、蛋白质水平升高，24 h IgG 鞘内合成率升高，脑脊液 EB-IgG（＋）。脑脊液自身免疫型脑炎抗体谱（NMDAR、AMPAR1、AMPAR2、LGI-1、CASPR2、GABA B Receptor、DPPX、IgLON5、GAD65、mGluR5）阴性；脑脊液中枢神经系统脱髓鞘疾病谱（AQP4、MOG、MBP）阴性；肌电图：左侧下肢神经源性损害（L5-S1 水平）；右侧口轮匝肌可见束颤和肌颤电位发放；副交感神经功能障碍不除外。认知评估：MMSE 25 分；MOCA 14 分。

颈部 MRI：颈椎退变，C3/4、C4/5、C5/6 椎间盘稍向后突出，C6/7、T3 平面黄韧带肥厚。

头颅 MRI：未见明显异常信号影。

短程 MRI：正常范围脑电图。

PSG 结果：总睡眠时间为 298.5 min，睡眠效率 58.1%；入睡潜伏时间 47.5 min；入睡后觉醒总时间为 65.5 min，N1 期和 N2 期睡眠比例增多，N3 期睡眠比例减少。整夜睡眠中纺锤波相对减少。AHI 为 37.6 次 / 小时，其中阻塞性呼吸暂停为主，最低和平均血氧饱和度分别为 91% 和 97%；微觉醒指数 16.7 次 / 小时，多与呼吸异常事件有关；腿动指数 1.2 次 / 小时。心电图：睡眠期最快心率 97 次 / 分。整夜睡眠中可见间断右侧面部抽动或肌肉颤搐，每次颤搐时间持续 1～5 min，最长持续约 28 min；NREM 及 REM 睡眠期均可见，NREM 期偶见挤眼。

诊断　莫旺综合征。

治疗经过　患者入院后完善相关检查，明确诊断后给予丙种球蛋白冲击治疗 5 天，序贯激素冲击治疗 6 天，后逐渐减量，同时予以氯硝西泮 0.5 mg 每日 2 次、奥卡西平 0.15 g 每日 3 次辅助治疗，病情好转，头后仰症状及肢体抖动减少，晨起较轻，予以出院。出院后继续氯硝西泮及奥卡西平治疗。

二、病例讨论

莫旺综合征（Morvan syndrome）是一种罕见的自身免疫性疾病，男女比例为 13：1，平均报告年龄是 52 岁。目前发病机制尚不明确，被认为是由抗电压门控钾离子通道（voltage-gated potassium channel，VGKC）复合体抗体介导的自身免疫性疾病，患者血清中 VGKC 复合体相关的自身抗体阳性，如抗 CASPR2 抗体、抗 LGI1 抗体，部分患者两种抗体同时存在，可伴有胸腺瘤，所以也被认为是胸腺瘤所致的副肿瘤综合征[1]。部分莫旺综合征患者血浆中可以发现与肌病相关的自身抗体如抗 AchR 抗体、抗谷氨酸脱羧酶抗体、抗 Musk 抗体等，这可能与合并重症肌无力有关。此外，一些重金属如锰、金、汞中毒也会出现类似莫旺综合征的症状。

（一）临床表现

莫旺综合征是一组由周围神经过度兴奋（神经性肌强直），自主神经功能紊乱和中枢神经系统功能障碍组成的综合征，周围神经受累主要表现为获得性神经性肌强直（受累肌肉无规律地收缩、肌肉抽搐、肌肉颤搐、肌肉僵硬及痛性痉挛）、腱反射消失、袜套样感觉缺失等[2-3]。多汗症是自主神经活动过度最常见的临床表现。

神经精神症状表现为意识模糊、波动性认知功能障碍、精神错乱、幻觉等。据报道，睡眠障碍是莫旺综合征患者中最常见的中枢神经系统表现，其特点为严重失眠、在睡眠中运动增多（激越性失眠），如模仿日常生活活动的刻板手势，并伴有多汗、心动过速。癫痫在莫旺综合征中并不常见，可以出现在疾病的急性期或早期阶段。与边缘性脑炎相比，莫旺综合征的神经精神表现以幻觉和情绪激动更常见，而记忆障碍、意识模糊、定向力障碍、癫痫发作较少见[2]。

莫旺综合征患者头颅 MRI 通常正常，可作为与边缘叶脑炎的鉴别点；PET扫描显示边缘区域代谢减少，脑电图通常是非局灶性的，多为非特异性的弥漫慢波；肌电图表现为肌肉放松状态下出现自发持续快速的二联、三联或多联的运动单位放电活动，频率可高达 5 ~ 300 Hz（肌强直放电、肌颤搐放电）；肌颤电位和纤颤电位也很常见，42% 的莫旺综合征患者在重复运动神经刺激后有后放电现象或在 F 波后有后放电现象。肺部 CT 有时可发现胸腺瘤。PSG 提示：REM 睡眠期抑制，睡眠纺锤波和 K 复合体减少或缺失，慢波睡眠严重减少或消失。

（二）诊断标准

典型的莫旺综合征诊断至少需要以下四项：①肌肉颤搐或神经性肌强直；②自主神经症状；③严重睡眠障碍；④生动梦幻觉状态且症状波动的脑病。结合肌电图特征性的改变，诊断可基本明确。

本例患者慢性病程，进展性加重、肢体无力、脊肌张力障碍、肢体不自主抖动，肌电图示右侧口轮匝肌束颤和肌颤电位发放，睡眠中面部抽动及肌颤搐，此为周围神经受累表现，患者多汗、体位性低血压以及肌电图（心率变异趋势图）示副交感神经功能障碍，考虑累及自主神经系统。患者认知功能损害，PSG 监测可见纺锤波相对减少，存在失眠、睡眠呼吸暂停低通气等多种睡眠障碍。自身免疫性脑病抗体检测阴性，脑脊液提示免疫相关异常，脑电图基本正常，各项检查排除了其他神经系统疾病，故考虑莫旺综合征的诊断。

（三）治疗

莫旺综合征的治疗包括：免疫调节治疗，如血浆置换、大剂量糖皮质激素和（或）免疫球蛋白冲击，环磷酰胺或利妥昔单抗。抗癫痫药物或可以改善症状。对伴有胸腺瘤的患者，胸腺瘤切除术可缓解症状[4-5]。

（王铄　牛松涛　张宁　王春雪）

参考文献

［1］Abou-Zeid E，Boursoulian L J，Metzer W S，et al. Morvan syndrome：a case report and review of the literature. J Clin Neuro Disease，2012，13（4）：214-227.

［2］郝红琳，李胜德，孙鹤阳，等 . 莫旺综合征睡眠障碍临床分析 . 中华神经科杂志，2017，50（8）：590-593.

［3］Zhang L，Lu Q，Guan H Z，et al. A Chinese female Morvan patient with LGI1 and CASPR2 antibodies：a case report. Bmc Neurology，2016，16（1）：37.

［4］Irani S R，Pettingill P，Woters P，et al. Morvan syndrome：Clinical and serological observations in 29 cases. Annals of Neurology，2012，72（2）：241-255.

［5］Somerville E R，SenA. Morvan just a syndrome... ！ Lancet，2017，389（10076）：1368.

第9章　物质／药物所致的睡眠障碍

物质／药物所致的睡眠障碍是一种特殊类型的睡眠障碍，是在物质／药物使用障碍的基础上发生的睡眠问题。这种疾病的基本特点是显著的睡眠紊乱、而且睡眠紊乱与所使用物质的药理效应有关、睡眠障碍不能用其他疾病解释。依据睡眠障碍类型不同分为以下四种：失眠型、日间困倦型、睡眠异态型、混合型；依据睡眠障碍发生的时间分为以下两种：发生于中毒期间、发生于停药或戒断期间。失眠型和日间困倦型最为常见，睡眠异态型较少见[1]。

参考文献

［1］美国精神医学学会．精神障碍诊断与统计手册（第5版）．张道龙，等译．北京：北京大学出版社，2015.

病例 25　酒精所致的睡眠障碍

一、病例介绍

病史资料　李某，男，39岁，主因"饮酒20余年，频繁大量饮酒、睡眠不佳6年"入院。患者于20余年前开始社交性饮酒，有时饮白酒，有时饮啤酒，每次饮酒量约白酒1斤左右。6年前患者出现睡眠不佳相关表现，入睡困难，易醒，醒后再入睡困难，多梦，否认梦中言语及肢体动作，睡醒后不解乏，当突然断酒后数天格外明显，睡眠差时更想饮酒。饮酒量及饮酒频率逐渐增加，由原来每天饮1斤左右30多度白酒，逐渐增加到每天总共饮3～4斤白酒。患者饮酒模式呈间断性，主要是遇到烦心事或社交场合勾起饮酒欲望后，会连续饮酒10余天，一旦开始饮酒，则难以控制酒量，连续饮酒10余天后不再饮酒。近3年间断饮酒的频率较前增加，大约每月出现一次间断饮酒的情况；每次饮酒持续10余天，每天饮30多度白酒4斤左右；一般早上饮酒一顿，白天还会饮酒三顿，多数情况下是偷偷饮酒。患者会在家里、卫生间、小区的各个角落藏酒，家人看得严格时，患者就找各种借口，例如去卫生间在几分钟内饮白酒1斤。一般饮酒 10 余天后家人将患者限制在屋子里不让其出去而停酒。停酒后有戒断症状，持续数天存在心慌、手抖、出汗、血压升高、恶心呕吐、肌肉疼痛、烦躁易怒、入睡困难等表现，患者一旦再次饮酒，这些症状则消失。患者近 6 年存在多疑表现，例如有时陌生人看自己一眼，就会怀疑跟以前与自己有过节的人有关，会瞪眼瞅对方，直到对方走开。患者末次饮酒时间为 15 小时前，饮 42 度白酒半斤。患者近期饮食不规律，有腹泻，体重无明显变化。患者成人本科学历，在某企业行政部门工作，工作能力强。23 岁结婚，配偶体健，育有 2 女。病前性格偏外向。患者无重大躯体疾病病史，无癫痫发作史，无药物过敏史，无其他精神活性物质滥用史，精神疾病家族史阴性。

体格检查　曾多次用刀割伤、烟头烧伤自己双侧手臂及右侧下肢，残留多处陈旧瘢痕。心率 105 次 / 分。余查体未及明显异常。

精神检查　意识清晰，定向力完整，接触相对被动。可查及依赖综合征表现，存在强烈饮酒欲望，一般是遇到烦心事或入睡困难时想饮酒，饮酒后烦躁减轻，并可入睡；饮酒量逐渐增大，饮酒频率逐渐增加；突然断酒后出现心慌、出汗、恶心呕吐、肌肉疼痛、血压升高表现；知道大量饮酒有害健康，但自己很难控制，表示住院后会配合治疗；存在强制性觅酒行为，在家里及居住的小区藏酒，为了饮酒不计后果，甚至冲动毁物，有晨饮；兴趣爱好逐渐减少，勾起饮酒欲望后完全以饮酒为中心。存在失眠相关症状，表现为入睡困难，醒后再入睡困难，多梦，突然停酒后入睡困难突出，入睡困难时更想饮酒。存在焦虑体验，表现为担心、紧张、头部紧箍感、心烦、易怒，尤其是想饮酒而不能被满足时会发脾气。曾有酒后发脾气摔东西的行为，有多次自残行为，否认自杀行为。记忆力下降，注意力欠集中。患者有过多疑表现，但未查及明确妄想，未查及明确思维逻辑障碍，未查及幻觉，自知力部分存在。

辅助检查　血常规、尿常规、便常规无异常。生化检查：谷丙转氨酶水平 43.1 U/L，γ- 谷氨酰转肽酶水平 88.3 U/L，尿酸水平 504 μmol/L。心电图：无明显异常。脑电地形图：边缘状态。多导睡眠监测报告：睡眠潜伏时间长，觉醒次数多，睡眠结构：N1 期占 20.2%，N2 期占 55%，N3 期占 9.8%，REM 睡眠期占 20%。

诊断　重度酒精使用障碍和酒精所致的睡眠障碍，于戒断期间发生，失眠型。

治疗经过　入院后予地西泮替代治疗，控制戒断症状，给予奥氮平控制冲动性、改善睡眠，给予艾司西酞普兰抗焦虑治疗，补充 B 族维生素，预防韦尼克脑病。入院第 1 周，予地西泮 60 mg/d，奥氮平 5 mg/d，艾司西酞普兰 5 mg/d，B 族维生素治疗，患者感到乏力，卧床为主，出汗、手抖，否认对酒的渴求，饮食量较院前略增加，入睡时间较前缩短，易醒，多梦。入院第 2 周，患者肢体乏力较前减轻，仍有出汗、手抖，有时心烦想饮酒，跟家人发脾气，多梦易醒，将药量增加至地西泮 80 mg/d，奥氮平 10 mg/d，艾司西酞普兰 10 mg/d，B 族维生素治疗；入院第 3 周，有烦躁、言语高亢、较前话多等表现，调整为奥沙西泮 90 mg/d，奥氮平 12.5 mg/d，丙戊酸钠 500 mg/d，B 族维生素治疗，出汗、手抖基本消失，睡眠易醒情况较前改善；入院第 4 周，有时情绪显烦躁，奥氮平 15 mg/d，丙戊酸钠 750 mg/d，维持奥沙西泮 90 mg/d，B 族维生素治疗，无明显出汗、手抖，觉醒减少。

二、病例讨论

酒精所致的睡眠障碍的基本特征是一种显著的睡眠障碍，其严重程度足以引起独立的临床关注，并且主要与酒精的药理作用有关[1]。

（一）病理机制

酒精对中枢神经系统可产生损伤，其机制涉及多个神经递质系统，其中包括内源性阿片系统、多巴胺、5- 羟色胺、γ - 氨基丁酸、谷氨酸能递质系统及单胺氧化酶等。酒精依赖者中枢神经递质系统发生改变。酒精对中枢神经系统产生先兴奋后抑制的双向作用，这与酒精所致睡眠障碍发生关系密切。γ - 氨基丁酸和 5- 羟色胺等是维持正常觉醒、睡眠节律的重要神经递质，长期反复饮酒导致 GABA 受体功能下调，5-HT 水平明显降低，5-HT 递质传递功能减弱，酒精导致的神经递质调节异常增加中枢神经系统觉醒、阻断睡眠，同时，失眠还可能与酒精介导的广泛性脑皮质损害及神经元损伤有关[2]。酒精对睡眠结构产生影响，包括总睡眠时间减少，睡眠效率下降，睡眠潜伏时间延长，醒觉次数及时间增加，1 期浅睡眠增多，3 期深睡眠减少，快速眼动期睡眠时间增加等[3]。

（二）临床表现

发病年龄以 40 岁以上人群多见，男女性别差异不详。国外研究估计，酒依赖患者中失眠的患病率为 36% ～ 91%[2]。患者常有入睡困难的主诉，而试图借助于酒精的作用来帮助入睡，其饮酒方式通常在上床入睡前 3 ～ 4 h。在开始阶段常能改善入睡状况，但持续饮酒一段时间后，由于产生了耐受性，酒精对于睡眠的诱导作用随之减弱。此时，产生了不易被察觉的戒断性症状，可继发于酒精相关的睡眠维持障碍，患者常主诉睡梦中突然醒来、出汗、头痛和口干，这些现象提示轻度脱水和戒断状态。如果突然停止饮酒，亦会产生严重失眠、夜间频繁觉醒，每次觉醒时间持续数分钟至数十分钟。有些患者可无明显的生理耐受或依赖，而是以对酒精明显的心理依赖为主，通常会认为只要继续每晚饮酒，就不会出现睡眠障碍。

本病病程比较迁延。一些患者因饮酒量不断增加或应用其他镇静剂依赖而可能产生危险性，特别是饮酒同时合并使用苯二氮䓬类镇静催眠药物时，如果引起睡眠呼吸暂停综合征可能危及生命，少数患者还可能进一步发展为慢性酒精中毒。

（三）实验室检查

多导睡眠监测具有以下特点：NREM 睡眠第 3 期减少，REM 睡眠期不完整或破坏，觉醒次数增多，不同睡眠阶段之间频繁转换，特别在血酒精浓度下降时及睡眠后期更为明显。从血液或呼出气体中可检测出酒精及其含量。

（四）诊断

主要诊断依据为患者有长期大量饮酒史，存在对酒精的心理渴求及强制性觅酒行为，耐受性增加，停酒后出现戒断症状，在戒断酒精或接触酒精之后出现突出的、严重的睡眠障碍。具体诊断标准参照《精神障碍诊断与统计手册（第五版）》"物质／药物所致的睡眠障碍"[1]。

（五）鉴别诊断

诊断酒精所致的睡眠障碍，首先要排除慢性酒精中毒。慢性酒精中毒除出现酒精依赖的症状外，同时还可能存在明确的躯体或脑组织器质性损害的证据，临床可出现认知功能障碍、人格障碍、妄想、幻觉或 Wernicke 脑病的表现和神经系统体征。其次，应排除同时有饮酒行为，但是由于其他原因导致的失眠，如睡眠卫生不良患者在夜间或入睡前也常有饮酒等不良的行为，重要鉴别点是睡眠卫生不良患者不存在明确的酒精耐受性增加和戒断症状[4]。

（六）治疗

酒精所致的睡眠障碍的治疗，原则上应首先针对酒精使用障碍治疗，包括戒酒为主的各种手段，其次对症处理睡眠障碍。

1. 戒酒治疗 对于酒精使用障碍的戒酒一般是采用一次性断酒。重症者可用与酒精有交叉耐受性的镇静催眠药物，如苯二氮䓬类药物替代，然后再逐步减少苯二氮䓬类药物剂量，最终达到完全戒酒目的。国外也有采用戒酒硫治疗，但毒性和不良反应和危险性较大，国内几乎无人采用。

2. 睡眠障碍的药物治疗 对于睡眠障碍症状，可适当使用苯二氮䓬类或其他镇静催眠药物，如唑吡坦、佐匹克隆等，但服药时间应与饮酒时间严格分开，饮酒后 3～4 h 内原则上不使用这些药物，且应严格控制催眠药物的服用时间，不宜长期使用，避免药物依赖。有镇静作用的抗抑郁药以及抗精神病药也可作为对症处理的药物。

3. 心理治疗 可使用动机性访谈等心理治疗技术强化酒精依赖者的戒酒动

机。失眠的认知行为治疗主要是针对纠正失眠的维持因素中的不良行为和信念，是失眠障碍的一线治疗方案。失眠认知行为治疗主要包括睡眠限制、刺激控制、认知治疗、放松训练和睡眠卫生 5 个部分。一般 6 ～ 8 周为一个治疗周期，疗效可延续 6 ～ 12 个月。

（董平　孙洪强）

参考文献

［1］American Psychiatric Association. Diagnostic and Statistical Manual of Mental Disorders，5th ed. Arlington，VA：American Psychiatric Association，2013.

［2］朱俊娟，陆峥. 酒精依赖性睡眠障碍的研究进展. 世界临床药物，2018，39：235-239.

［3］Chakravorty S，Chaudhary N S，Brower K J. Alcohol dependence and its relationship with insomnia and other sleep disorders. Alcohol Clin Exp Res，2016，40（11）：2271-2282.

［4］陆林，沈渔邨. 精神病学. 6 版. 北京：人民卫生出版社，2018.

病例 26　氨酚羟考酮胶囊依赖伴失眠患者

一、病例介绍

病史资料　患者，男，34 岁，主因"使用氨酚羟考酮胶囊并逐渐难以克制 4 年"于 2019 年 8 月入院。患者 2007 年患"强直性脊柱炎"，起初服美洛昔康、柳氮磺吡啶等药物治疗，疗效可。2015 年因美洛昔康断药，换用多种止痛药，效果欠佳。后换服氨酚羟考酮胶囊止痛，开始时 2 片 / 天。2017 年初，因脊柱部位疼痛，将氨酚羟考酮胶囊剂量增加至 6 片 / 天，止痛效果可。2019 年患者跟配偶发生争吵，心烦，自行将氨酚羟考酮胶囊加量，很快出现不疼痛时也想服氨酚羟考酮胶囊。一般每隔 2 小时左右服氨酚羟考酮胶囊 2 片，不服则发抖、流涕、打喷嚏、流泪、入睡困难和睡眠连续性差等，服 2 片后此症状便缓解，氨酚羟考酮胶囊日高量 30 片 / 天。入院前 3 天服氨酚羟考酮胶囊 28 片 / 天，入院当天已服氨酚羟考酮胶囊 10 片。患者认识到对氨酚羟考酮胶囊已形成依赖，故来住院诊治，想戒除氨酚羟考酮胶囊。近期饮食、大小便可，减量氨酚羟考酮胶囊后难以入睡，体重无明显变化。既往史："强直性脊柱炎"12 年，3 月余前在北京某三甲医院开始重组人Ⅱ型肿瘤坏死因子受体–抗体融合蛋白治疗，目前已经治疗满 1 个疗程，效果可；间断高血压，不规律服硝苯地平控释片、厄贝沙坦治疗；否认其他重大躯体疾病病史，否认肝炎、结核病史，否认食物药物过敏史。家族史：阴性。个人史：有 1 弟 1 妹。高中毕业。18 岁参军，为现役军人。25 岁结婚，配偶体健，夫妻感情一般，育有 1 男，体健。病前性格：内向，朋友较多。偶尔吸烟和饮酒，无其他精神活性物质滥用史。

体格检查　无明显异常。

精神检查　意识清晰，定向力完整，接触可，谈话自如；语量、速度、语调可，讲话有条理。减量氨酚羟考酮胶囊后出现入睡困难、反复醒来，睡眠质量差，睡眠轻浅且易醒。存在对氨酚羟考酮胶囊的渴求，诉每隔 1 个多小时便想服用氨酚羟考酮胶囊，不服用身上难受、流涕、流泪、打喷嚏、打哈欠、失眠等，服用后症状便消失。未查及明确幻觉、妄想、强迫观念及超价观念。注意力：交谈中注意力集中。记忆力及智商：大致正常。自知力完整，承认自己存在氨酚羟考酮胶囊依赖问题，有治疗愿望，愿意配合治疗。情感活动：有时心烦，容易发脾气，情绪不稳定，心烦时会服氨酚羟考酮胶囊，因难停氨酚羟考酮胶囊而郁闷，否认持续情绪低落及高涨体验。意志行为：对使用氨酚羟考酮胶囊难以控制；存在耐受性，承认使用的剂量逐步增加，因为使用氨酚羟考酮胶囊而给自己的工作和生活带来很大影响，否认冲动伤人、自伤自杀行为。

辅助检查　脑电地形图检查：正常范围。红外线热成像检查：DEP 可能性大。心率变异检查：生理压力轻度，心理压力中度。威斯康星认知评定：正常。SCL-90：人际关系 93 分，焦虑 87 分。焦虑自评测查：中度焦虑。抑郁自评测查：重度抑郁。心电图检查：正常。血常规、尿常规、便常规均无异常。血生化检查：GGT 145 U/L，TG 3.81 mmol/L，apo-B 1.13 g/L，余正常。胸部 X 线片：左下肺外带条片影，考虑重叠所致不除外。头颅 MRI：脑内少许脱髓鞘病变或腔隙灶不除外；垂体改变，怀疑 Rathke's 囊肿；双侧额窦、筛窦及蝶窦炎；双侧乳突极少许炎症不除外；扫及鼻咽顶后壁软组织略增厚。多导睡眠监测：REM 睡眠期减少，睡眠中觉醒次数增多，睡眠总时间和睡眠效率下降，REM 睡眠潜伏时间延长。

诊断　①阿片类药所致的精神和行为障碍；②强直性脊柱炎；③高血压。

治疗经过　患者目前主要临床表现为依赖综合征、戒断综合征，同时伴有明显的失眠、抑郁焦虑特点。因此入院后采用氨酚羟考酮胶囊逐步递减的方法治疗药物依赖，减药过程中先快后慢，主要是为了避免大剂量氨酚羟考酮胶囊突然停掉后带来严重的戒断反应，4 周后完全停掉氨酚羟考酮胶囊。针对患者戒断后出现焦虑、烦躁和失眠，给予氯硝西泮片日高量 6 mg 对症处理，随着戒断症状的减轻，氯硝西泮片逐步减量。在对症处理过程中，患者戒断症状逐步减轻，但是仍然失眠比较明显，主要为入睡困难、睡眠质量差，短期联合佐匹克隆 7.5 mg/d 后睡眠无改善，故停佐匹克隆后联合喹硫平、曲唑酮治疗，喹硫平逐步加至日高量 300 mg，曲唑酮日高量 100 mg，患者入睡困难和睡眠浅、睡眠质量差的症状改善。针对患者治疗初期存在的抑郁焦虑情绪，给予度洛西汀日高量 60 mg，但是治疗后期患者情绪不稳定，想用烟头烫手臂而发泄情绪，故减停度洛西汀，加用稳定情绪作用的丙戊酸钠缓释片日高量 1000 mg，联合喹硫平治疗，情绪逐步稳定。出院前氨酚羟考酮胶囊完全停掉，戒断症状消失，否认存在对氨酚羟考酮胶囊心理渴求，焦虑抑郁情绪和失眠症状消失，情绪较稳定，对治疗效果满意。

二、病例讨论

氨酚羟考酮胶囊为复方制剂，其组分为：每粒胶囊含盐酸羟考酮 5 mg 和对乙酰氨基酚 500 mg。该药是一种与吗啡作用类似的半合成的麻醉类镇痛药，为作用于中枢神经系统和器官平滑肌的止痛和镇静药，与可待因与美沙酮作用相类似。临床适用于各种原因引起的中、重度急、慢性疼痛。该药自 20 世纪 90 年代在我国上市，临床应用于中等疼痛镇痛或世界卫生组织推荐"三阶梯镇痛"计划第二阶梯镇痛的代表药。

（一）病因

该药组分盐酸羟考酮是一种阿片类镇痛药，为纯阿片受体激动剂，其主要治疗作用为镇痛。与其他所有纯阿片受体激动剂相同，羟考酮随剂量增加镇痛作用增强，而混合阿片受体激动 / 拮抗剂或非阿片类镇痛药则不同，剂量增加其镇痛作用仅增加至有限的程度。对于纯阿片受体激动型镇痛药，没有确定的最大给药剂量；镇痛作用的最高限度只能通过副作用来确定。这就为氨酚羟考酮胶囊的耐受性增加和无节制的滥用提供了生物学基础。对乙酰氨基酚为乙酰苯胺类解热镇痛药，通过抑制前列腺素的合成以及阻断痛觉神经末梢的冲动而产生镇痛作用。两种药物组成的复方制剂，可以起到"镇痛作用增强、副作用减少"的优势[1]。临床上，氨酚羟考酮胶囊作为镇痛药具有起效快、镇痛时间长、不良反应少、使用成本低、易获得性等优势，被疼痛患者——尤其是肿瘤镇痛或其他非肿瘤性质的慢性疼痛病患者广泛应用[2]。近年来，由于人们对药物依赖性的认识不足和部分药物的易获得性导致药物依赖发生率逐年增高。盐酸羟考酮对大脑边缘系统和大脑皮质的多巴胺系统具有激动作用，产生欣快感，促进"正性强化"作用的产生；同时对去甲肾上腺素和 5- 羟色胺也有较强的激动作用，引起警觉性增高、运动功能改善、睡眠需求减少。长期使用该药物可能导致依赖，突然减量或者停用此药物会出现戒断症状，戒断症状促进"负性强化"作用的产生。"正性强化"和"负性强化"均进一步导致患者难以完全停药。

阿片类物质会对睡眠调节产生影响，但是，阿片类物质影响睡眠的机制尚不清楚。内源性阿片肽除参与调节感觉和发挥镇痛作用外，还可能在睡眠的启动和维持中发挥重要作用。阿片受体主要有四型：μ、δ、κ 和孤啡肽 FQ 受体。这些受体在脑区分布不同，有着各自不同的作用。阿片类物质使用者血液中的阿片浓度增高，由于受负反馈机制调节，内源性脑啡肽的产生降低，从而影响睡眠。因此，阿片类物质无论是短期使用、长期使用还是戒断都能够对睡眠生理和睡眠结构产生影响[3]。

（二）临床表现

长期服用氨酚羟考酮胶囊会出现阿片类物质依赖综合征表现，具体表现包括：①对阿片类物质具有强烈的渴求，明知其危害，但仍然不顾后果地、不可控制地和强迫性地反复使用；②阿片类物质使用剂量越来越大，产生耐受性；③终止或减少使用阿片类物质时出现生理戒断状态（见下文），使用阿片类物质时可缓解；④生活以阿片类物质为中心，逐渐忽视其他快乐或兴趣，在获取、使用阿片类物质或从其作用中恢复过来所花费的时间逐渐增加。

阿片类物质的戒断状态是指停止或减少使用阿片类物质，或使用拮抗剂后出现的特殊的、令人痛苦的心理和生理症状群。典型戒断状态包括主观症状和客观体征[4]：①主观症状：可表现为恶心、肌肉疼痛、骨痛、腹痛、不安、食欲差、疲乏、喷嚏、发冷、发热、渴求使用氨酚羟考酮胶囊等；②客观体征：可见血压升高、脉搏和呼吸加快、体温升高、多汗、鸡皮征、瞳孔扩大、流涕、淌泪、震颤、呕吐、腹泻、失眠、男性自发泄精、女性出现性兴奋等。

阿片类物质依赖还可以引起其他精神和行为障碍，包括人格改变、抑郁障碍、焦虑障碍、睡眠障碍、性功能障碍，个别还可能出现精神病性障碍、记忆障碍和智能障碍。应结合上述相关障碍的临床表现予以确认，并注重分析阿片类物质使用与上述临床表现之间的因果关系。

阿片类物质的使用与睡眠障碍密切相关。短期使用阿片类物质可增加睡眠中觉醒次数，使得患者睡眠片段化，也可以导致睡眠总时间和睡眠效率下降。阿片类物质依赖者存在较多的睡眠问题，如失眠、白天困倦。在急性短期使用时，阿片类物质可能产生嗜睡和主观上睡眠深度的增加以及快速眼动睡眠的减少。阿片类物质依赖者急性戒断期主要表现为入睡困难、频繁醒觉。另外，阿片类物质对睡眠的影响可能与剂量有关。与呼吸系统的抑制效应相一致，阿片类物质可加重睡眠呼吸暂停。

（三）辅助检查

阿片类物质依赖综合征患者实验室检查可见吗啡检测阳性，贫血、电解质紊乱、白细胞升高或下降，肝功能异常，病毒性肝炎、梅毒、人类免疫缺陷病毒（human immunodeficiency virus，HIV）等传染病检测阳性。

阿片类物质使用对睡眠结构产生影响，与患者所处的成瘾状态、使用时间长短密切相关。多导睡眠监测显示短期使用氨酚羟考酮胶囊可显著减少 REM 睡眠，增加睡眠中觉醒次数，睡眠总时间和睡眠效率下降、REM 睡眠潜伏时间延长。长期使用阿片类物质对睡眠结构的影响主要是 REM 抑制，而对慢波睡眠研究的结论不一。阿片类物质依赖者的急性戒断期主要表现为 REM 睡眠潜伏时间明显延长，并且 REM 持续时间及发生次数明显减少；在稽延戒断期，慢波睡眠和 REM 睡眠期在睡眠周期中的比例有所增加，但能否恢复至正常尚不清楚。

（四）诊断

通过全面评估，根据患者物质使用史及相关临床表现，结合体格检查与精神科检查，以及实验室检查等辅助检查等结果进行分析，最后参照 DSM-5 中"物质 / 药物所致的睡眠障碍"进行诊断[5]。

（五）鉴别诊断

阿片类物质依赖需要与其他精神活性物质所致的精神与行为障碍相鉴别，例如酒精、镇静催眠药物、中枢兴奋剂等，需要详细询问其他精神活性物质的使用情况。如果处于戒断期，患者比较兴奋、躁动，需要与器质性精神疾病、精神分裂症、躁狂发作等相鉴别。如果用药后出现幻觉、妄想等精神病性症状，需要与急性短暂性精神病性障碍、精神分裂症、谵妄性躁狂等相鉴别。针对阿片类物质使用相关的睡眠障碍，需要与非器质性失眠症、情感障碍的失眠症状、其他睡眠障碍伴发的失眠症状相鉴别。

（六）治疗

治疗原则应首先针对阿片类物质依赖本身进行治疗。一般采用综合治疗方法，以全面缓解生理和心理性依赖的症状。具体包括药物治疗方法和非药物治疗方法。

1. 药物治疗 阿片类药物戒断症状轻者可不使用药物，仅需对症处理即可。急性戒断症状严重者，可以采用同类药物替代治疗为主，旨在有效控制戒断症状，为进一步的后续治疗奠定基础。具体替代药物主要包括美沙酮替代治疗和丁丙诺啡替代治疗。轻中度阿片类物质使用障碍者可以采用非替代治疗，可用控制和缓解阿片类物质戒断症状的药物包括中枢 α_2-肾上腺素受体激动剂（可乐定、洛非西定）和某些中药及成药等非阿片类药物。对稽延性戒断症状多为对症治疗，以防止复发。针对睡眠障碍和情绪障碍，在医师指导下酌情使用小剂量的镇静催眠及抗抑郁药，避免大剂量苯二氮䓬类药物，以防成瘾。维持期主要采用包括美沙酮维持治疗、丁丙诺啡维持治疗及丁丙诺啡 / 纳洛酮复方制剂维持治疗。

2. 心理治疗 针对物质依赖临床常用的心理社会干预包括：简短干预（包括简易门诊干预）、行为治疗、认知-行为治疗、动机强化治疗、社区强化治疗、人际关系治疗、针对青少年药物依赖者的多维度家庭治疗及多系统治疗等[6]。针对长期失眠患者可以在物质依赖心理干预的基础上，进行睡眠认知行为治疗。

3. 其他治疗 主要包括中药、针灸、太极等各种传统医学方法，但至今尚无系统性研究和肯定有效的结论。

（倪照军 孙洪强）

参考文献

［1］Bekhit MH. Profile of extended-release oxycodone/acetaminophen for acute pain. J Pain Res，2015，8：719-728.

［2］张春容，王学良. 盐酸哌替啶片与盐酸羟考酮控释片针对癌痛的镇痛效果对比. 现代肿瘤医学，2014，22（12）：2944-2946.

［3］肖乐，罗小年. 阿片类物质与睡眠的关系. 临床精神医学杂志，2008（5）：353-354.

［4］张锐敏，张瑞岭，赵敏，等. 阿片类物质使用相关障碍治疗指导原则（二）. 中国药物滥用防治杂志，2017，23（2）：66-69.

［5］Psychiatric Association American. Diagnostic and statistical manual of mental disorders. 5th ed. Arlington，VA：American Psychiatric Publishing，2013.

病例 27 酒石酸唑吡坦成瘾伴失眠

一、病例介绍

病史资料 陈某，男，29 岁，博士在读，主因"服酒石酸唑吡坦 2 年半，药量明显增多且不能自控 1 年半"入院。2010 年初患者面对写硕士毕业论文、考博、出国、找工作等事情，压力很大、心烦，出现入睡困难，翻来覆去睡不着。并逐渐出现情绪低落，觉得生活没意思，有时心慌、坐立不安，感胃部不适，到我院门诊求诊，诊断"睡眠障碍合并焦虑"，予酒石酸唑吡坦 10 mg/d 治疗。患者感觉服药特别有效，很快能睡着，第二天起来后感觉特别舒服，做事效率高，失眠改善明显。2011 年 3 月被母亲批评后失眠加重，自行将酒石酸唑吡坦加量，2 个月内由每天 1 片加至每天 5～7 片。不服用就难以入睡，晚上 11 点躺下，凌晨 3、4 点才勉强睡着，心情特别烦躁。2011 年 5 月患者母亲想让其整牙，患者不从，被母亲训斥，失眠进一步加重，自行到医院开酒石酸唑吡坦，每月开 28 片，3～4 天服完。2012 年初，每次服酒石酸唑吡坦 15 片，连续服 2～3 天后停止，隔 20 天左右再服一次。进而出现彻夜不眠伴情绪不佳，加量服酒石酸唑吡坦后不能缓解，睡眠质量反而进一步恶化。2012 年 5 月再次出现情绪低落、不愿做事、感觉身体很懒等症状，晚上睡不着觉后导致白天困倦嗜睡。到我院就诊，诊断为"双相情感障碍"，住院予丙戊酸钠缓释 500 mg/d，富马酸喹硫平 200 mg/d，盐酸氟西汀胶囊 40 mg/d，氯硝西泮 2 mg/d 治疗，34 天后症状好转出院。出院后再次出现情绪低落、无精打采、不愿活动，发现家中还有 7 片酒石酸唑吡坦后全部服下，于 8 月下旬再次性服用酒石酸唑吡坦 20 多片，9 月初连续 5 天每天服用 10 多片，9 月下旬连续 4 天每天服用 15 片。每次服完后出现意识模糊，语无伦次、前言不搭后语、站立不稳等症状。9 月底至 10 月底在家人看护下尝试自行戒药，未再服用。2012 年 10 月 28 日因睡不着觉、心烦一次性服用酒石酸唑吡坦 34 片，吃完后出现眼神发愣，舌头伸不直，语无伦次，躺在床上意识不清。被家人送至北京某医院急诊，紧急处理后症状缓解。今为求进一步诊治再次来我院，门诊以"双相情感障碍，唑吡坦依赖"收入我科。患者本次发病以来，饮食可，服药后每晚睡眠 10 小时，大小便正常，体重在 5 个月内增加 5 kg 余。既往体健，无食物药物过敏史。个人史：独生子。自幼教养方式严格。高中毕业后考入某财经大学，毕业后在当地银行工作 2 年，因不喜欢银行工作，后攻读某大学哲学专业研究生，硕士毕业后考入本校博士，目前读博二。病前性格内向、胆小，追求完美，谨小慎微，优柔寡断。未婚未育。2 年前交过一个女友，相处 3 个月后感觉不合适而分手。朋友较少。不吸烟，偶尔饮酒。否认其他精神活性物质滥用史。家族史：患者小姨曾经服安眠药自杀未遂，余无特殊。

体格检查　未见明显异常。

精神检查　意识清晰，定向力完整，接触相对被动，问答切题。在询问下才抬起头缓慢回答，语量偏少、语速较慢。记忆力较前有下降。谈话时眉头紧锁，表情焦虑，母亲时常在旁边插话，患者会显得情绪激动且反感。情绪低落，感到生活无聊，找不到乐趣。觉得脑子反应变慢、不灵活，学习能力下降。精力体力不如以前，容易疲倦。不想学习，不想洗澡，懒得动。不愿和别人交谈及来往，喜欢一个人待在宿舍。生活自理能力尚可。否认自伤、自杀、冲动、伤人观念及行为。能认识到对酒石酸唑吡坦有依赖，但对自己的疾病缺乏分析能力，愿意住院治疗。承认 2010 年曾经有过 1 个月的时间感到心情很舒畅，精力旺盛，活动多也不觉得累，如即使在献血后也会到操场跑步，喜欢和人聊天，但否认有冲动及出格行为，也未引起周围人反感，此后未再出现类似表现。

辅助检查　血常规检查：WBC $3.1×10^9$/L，LYMP 45.2%，NEUT 41.6%，NEUT# $1.30×10^9$/L；生化检查：LP（a）326.9 mg/L，UA 463.1 μmol/L，TG 1.84 mmol/L；心电图、甲状腺功能、激素水平无明显异常。

诊断　①重度酒石酸唑吡坦使用障碍和酒石酸唑吡坦所致的睡眠障碍于中毒期间起病，失眠型；②双相Ⅱ型障碍，目前或最近一次发作为抑郁，重度。

治疗经过　入院前 2 周，维持盐酸氟西汀胶囊 60 mg/d，丙戊酸钠缓释片 500 mg/d，富马酸喹硫平 200 mg/d，禁用酒石酸唑吡坦。入院第 3 周，患者表现出较明显的焦虑与不安，入睡较前困难，将富马酸喹硫平加至 300 mg/d；仍情绪低落，不愿做事情，考虑盐酸氟西汀胶囊已足量、足疗程，但效果仍欠佳，考虑换用盐酸度洛西汀肠溶胶囊。入院第 4 周，盐酸度洛西汀肠溶胶囊 90 mg/d，丙戊酸钠缓释片 500 mg/d，富马酸喹硫平 300 mg/d，将盐酸度洛西汀肠溶胶囊加至 90 mg/d，患者可在督促下参加群体活动。入院第 5 周，盐酸度洛西汀肠溶胶囊 120 mg/d，病情趋于稳步好转。患者早醒，夜里睡眠质量不佳，加用米氮平 15 mg qn 治疗。入院第 8 周，盐酸度洛西汀肠溶胶囊 120 mg/d，米氮平 15 mg/d，丙戊酸钠缓释片 500 mg/d，富马酸喹硫平 300 mg/d，病情平稳好转。患者药物治疗过程中，有过入睡困难，但未再出现大量服用酒石酸唑吡坦或停用酒石酸唑吡坦相关的严重睡眠紊乱。

二、病例讨论

催眠药所致的睡眠障碍指由于使用催眠药物产生的耐受或戒断引起的失眠或睡眠过多，本病例中主要是酒石酸唑吡坦使用障碍后导致睡眠障碍发生。

（一）作用机制

酒石酸唑吡坦属咪唑吡啶类镇静催眠药，在中枢神经系统内选择性作用于 GABA- 苯二氮䓬受体亚型 ω1，使氯离子内流，细胞膜超级化，进而抑制神经细胞激活而达到镇静催眠作用。临床主要用于失眠症的短期治疗。治疗持续时间、药物剂量、药物或其他物质依赖史等因素均影响药物依赖发生。

催眠药所致睡眠障碍的产生是缓慢发展形成的。患者通常是在遇到某种急性应激性事件、患病住院或慢性失眠时开始使用镇静催眠药物，之后便长期依赖此类药物，即使在失眠缓解后也不停药或不敢停药，而当长期连续使用催眠药物后机体对药物产生了耐受性，即催眠作用减弱，需要不断地进一步增加服药剂量，甚至数倍于一般治疗剂量。患者耐受性的产生存在个体差异，有些患者连续使用治疗剂量的镇静催眠药物相当长的时间也不会出现药物耐受性；而有些患者在连续使用镇静催眠药物 3 周以上，当突然中断治疗时，就可能引起与药物相关的睡眠障碍，常表现为严重失眠。而唑吡坦主要通过作用于 $GABA_A$ 受体、选择性开启氯通道发挥功效，镇静催眠药物促进氯离子内流，使细胞膜超极化，进而抑制神经元兴奋性；当刺激过久时，$GABA_A$ 受体下调，氯离子通道功能降低，离子通道开放频率减少或受体脱敏增加，从而使中枢神经细胞产生适应性改变，患者耐受性增加进而形成药物依赖[1-2]。

（二）临床表现

可发生于任何年龄，但一般多见于老年人，女性多于男性，无确切患病率资料。起病前有使用催眠药物或中断使用催眠药物的背景，许多患者因失眠而使用催眠药物，在取得最初的疗效后，便开始担心形成药物依赖，而自行突然停药，此时反而导致失眠加重。一部分患者在最初的疗效逐渐减弱后，便通过增加治疗剂量来补偿药物耐受导致的疗效下降。随着治疗剂量的升高，白天的药物残留效应随之增加，从而导致睡眠过多、反应迟钝、运动失调或协调性下降、言语含糊不清、视觉运动障碍、傍晚时情绪不安和紧张等表现。而在此时患者更高度地关注催眠药物的疗效，并且错误地认为白天出现的上述症状与其夜间的失眠有关，会四处求医，不断地接受多种催眠药物的治疗。

随着催眠药物的停用，血液中药物含量仍可保持数天甚至数周，而睡眠情况可能迅速回到服药前的水平，患者主观感觉上对睡眠质量和数量的评价会较药物治疗前更加恶化。药物停用可能引起恶心、紧张不安、易激惹、疼痛和肌紧张。这些症状可能促使患者进一步产生对催眠药物长期使用的倾向，以期望能够改善睡眠紊乱和白天的各种不适症状[1]。

少数患者可出现睡眠过多或失眠加重（入睡困难、觉醒增多、多梦）、焦虑、紧张和抑郁，尤其是当催眠药物突然中断时更为突出。如果合并使用酒精，可引起严重的抑郁症状，并可能变得迁延难愈。由于患者自身常存在失眠的易患倾向，各种心理刺激因素易促发失眠。催眠药物剂量的增加，虽然能够使得失眠症状获得短暂缓解，但是由于耐受性的产生而逐渐抵消了所获得的这些效果，并可能引起白天思睡、功能受损，中断药物治疗又会使得睡眠问题倒退到服药前的水平。由于再度失眠的主观感知比未用药时更差，从而使得患者再次使用催眠药物导致病情反反复复、经久难愈。

（三）实验室检查

多导睡眠监测具有如下特点：催眠药物长期使用可表现为睡眠结构被破坏，REM 睡眠期时间均缩短，而 NREM 睡眠 N2 期时间延长；也可表现为 NREM 睡眠期和 REM 睡眠期不连贯、睡眠片断化，伴不同睡眠阶段的频繁转换，REM 睡眠期次数反跳性增加；脑电波形也可发生变化，如 δ 波减少、K 复合波减少，而 a 与 β 活动增多，REM 睡眠期眼球运动数量减少。随着药物的撤退，睡眠的各个阶段迅速恢复到服药前的异常状态，但脑电波形的变化则一直持续至体内的药物被彻底排出才结束。MSLT 显示，在长期使用催眠药物时，主要表现为睡眠增多。神经心理学测验可发现白天的精神运动功能和认知功能受损。血清药物浓度测定可能呈持续升高表现。

（四）诊断

诊断原则主要根据患者酒石酸唑吡坦使用剂量及使用时间，失眠严重程度及持续时间，酒石酸唑吡坦使用或中断治疗时所伴随的睡眠变化，精神神经症状等病史特点和实验室检查结果，进行综合分析。诊断标准参照 DSM-5 中"物质 / 药物所致的睡眠障碍"进行诊断。

（五）鉴别诊断

催眠药所致的睡眠障碍本身具有药物依赖的病史特点，具有边缘性人格障碍、慢性紧张、焦虑或抑郁者，更易发生本病。鉴别诊断主要排除心理生理性失眠和精神病伴发的睡眠障碍，前者的发病与明显的心理刺激因素或应激有关，后者存在幻觉、妄想等精神病性症状和社会功能的严重受损，不存在长期使用催眠药物或突然停止用药的特点，有助于鉴别；但如果存在长期使用催眠药物或突然停止用药情况，可出现两者并存的情况。而多导睡眠图的特征可帮助排除睡眠呼吸暂停综合征、周期性肢体运动障碍或睡眠相关性胃食管反流所致的睡眠障碍。

（六）治疗

1. 逐步减量直至停药　为了防止突然停药产生的反跳性失眠等撤药反应，逐步减量法是最佳停药方式。逐步减量法是指有计划地将导致成瘾的药物逐步撤除，直至完全停药。如果患者是同时服用几种催眠药物或是几种药物交替使用的话，则应当首先设法逐步减少至一种药物，然后再逐步减少剂量直至停药。对于仅仅服用一种药物的患者，在最初的 1～2 周，逐步减少剂量，当患者稳定在最小使用剂量后，再推荐患者间断服药，并逐步增加每周夜间停药次数，建议患者仅仅在有重要任务之前的夜间间断服药，直至完全停药。不服药的夜晚是预先与患者一起商定的，不能随意改变。

2. 用长半衰期药物替换短半衰期药物　短半衰期苯二氮䓬类药物的戒断症状出现较快、较重，长半衰期苯二氮䓬类药物的戒断症状出现较慢、较轻。因此在确定诊断催眠药所致的睡眠障碍后，可以选择使用半衰期相对较长的催眠药物来等量等效价取代半衰期短的催眠药物，然后再逐步减量。减量过程中须密切关注戒断症状的出现，一旦出现，应维持原剂量至少 24～48 h，再试行减量。减量过程将有一个相对较长的周期，同时进行心理治疗，能够起到稳定情绪、改善依从性的作用。

3. 辅助与支持治疗　如对有癫痫史者，给予苯妥英钠；对心动过速者，给予普萘洛尔；对焦虑激动或睡眠障碍者，给予三环类抗抑郁剂。近年研究表明，使用抗焦虑药物来治疗戒断综合征，效果较好，特别是盐酸曲唑酮和丁螺环酮的使用更广泛，效果也比较理想。

4. 心理治疗　积极地进行心理治疗是取得治疗成功的关键。应当让患者参与整个治疗计划，并向其介绍催眠药物的正确使用方法、依赖性的产生及停药后可能出现的不良反应，使患者有充分的思想准备，积极配合治疗，这样能够消除焦虑、稳定情绪、改善依从性。在成功停药以后，对患者进行定期的随访观察。

5.预防 为了避免产生药物依赖性，医师在选择苯二氮䓬类药物时应尽可能规范使用，积极预防药物依赖[3]。而患者应在医师的正确指导下，建立良好的依从性，做到不滥用、不弃用。

预防原则：①对有人格障碍、物质依赖倾向的失眠患者，尽量不使用这些催眠药物；②因催眠药物与其他物质或药物有交叉依赖性，凡对酒精和其他药物（如止痛药）滥用者，不使用催眠药物；③催眠药物的使用，应坚持短期、间断性用药，不宜长时间应用（3个月以上），如确需较长时期应用，应选择不同药理特性或作用机制的催眠药物进行替换，以减少耐受性及药物依赖产生；④不宜突然中止催眠药物使用，应通过宣传教育，普及合理使用催眠药物的卫生知识，防止药物依赖的发生。

（郑西娟　时杰）

参考文献

［1］高宇星，白玉昊.苯二氮䓬类药物依赖性失眠的临床研究进展.世界最新医学信息文摘，2020，20：94-95.

［2］Atkin T，Comai S，Gobbi G. Drugs for Insomnia beyond Benzodiazepines：Pharmacology，Clinical Applications，and Discovery. Pharmacol Rev，2018，70：197-245.

［3］江海峰，赵敏，刘铁桥，等.镇静催眠药合理使用专家意见.中国药物滥用防治杂志，2021，27：103-106.

病例 28　1,4-丁内酯成瘾伴失眠

一、病例介绍

病史资料 刘某，女，34岁，本科文化，无业，主因"间断情绪低落18年，再发伴失眠及使用多种成瘾物质1年"入院。现病史：患者2001年（16岁）读高中后，先后经历早恋、逃课、退学，逐渐出现持续的情绪差，做事没兴趣，开始吸烟并每晚喝3瓶啤酒，曾偷偷割腕一次，与父母相处差，持续时间不详，未诊治。2011年（26岁）参加工作，业务能力较受认可。2017年7月（32岁）经人介绍认识一位男友，之后曾尝试使用海洛因、冰毒、1,4-丁内酯等多种精神活性物质，但没有持续大剂量使用。2017年10月患者出现意外骨折，为缓解疼

痛开始使用曲马多片（具体剂型不详），连续服用 2 个月后难以戒除至医院就诊，开始用沙菲片替代曲马多，至 2018 年 2 月全部减停。期间间断使用 1,4- 丁内酯，发现其具有快速辅助睡眠的作用。2017 年 11 月患者与男友分手，整日高兴不起来，闭门不出，不思饮食，体重下降 10 kg，作息不规律，入睡困难，总感觉睡眠时间短，开始网购并持续使用 1,4- 丁内酯，从每 4 h 服用一次，每次 1 ml，逐渐加量至每次 2 ~ 5 ml。2018 年 2 月患者母亲癌症复发，患者出现自责，情绪低落程度较前加重，曾有过服用过量海洛因致死的想法并持续 1 个月，但未实施，期间服用 1,4- 丁内酯较前增多，每日约 8 ~ 10 次，每次 3 ~ 4 ml，日总剂量约 30 ~ 40 ml。患者整日介于昏睡–服药–昏睡之间，未及时服用时，出现身体发冷，焦躁不安，癫痫发作，且伴有脱发现象。2018 年 9 月自行减量，从每次 5 ml 逐渐减量为每次 2.5 ml，频率也从每 4 h 一次逐渐减少。减量过程中患者入睡困难明显，每天吸烟 20 支，烦躁时需临时加用 1.2 ~ 2.0 mg 阿普唑仑。曾尝试在夜间入睡困难时停服 1,4- 丁内酯，改服氯硝西泮片 14 ~ 20 mg 加 250 ml 56° 白酒，仍感觉睡眠差。门诊以"物质依赖综合征，失眠"收入我科。患者近期饮食不规律，进食量少，入睡困难，睡眠连续性差，近 1 年体重下降 10 kg。

既往史　2017 年 10 月右下肢骨折病史，已愈；对青霉素过敏，无食物过敏史。患者吸烟史 10 余年，平均 6 ~ 8 支 / 天，饮酒史 10 余年，入院前 2 个月每周饮 56° 白酒 250 ml。家族史可疑阳性，母亲可疑抑郁症病史，未诊疗。个人史：患者系独生女，足月顺产，有高热惊厥史，性格活泼，自小成绩好，母亲对患者教养严格，父亲较宽松。初中成绩中等偏下，进入高中后成绩落后，厌学逃课，与校外人员交往，高二退学，2007 年读职业学校，2011 年毕业后工作认真，较受认可。2017 年经人介绍认识男友，开始接触毒品及化学品。2017 年 10 月辞职。病前性格：活泼开朗，重感情，好奇心强，朋友较多，爱好跟朋友聚会。

体格检查　双眼水平眼震，双手震颤，肌力稍减，腱反射未引出，手心多汗，脉搏稍快。

精神检查　意识清晰，定向力完整，接触被动，双目无神，面色苍白，坐立不安，反复走动。询问下诉"睡不着觉，失眠严重，除了想好好睡个觉，其他的什么都不想做。"未查及幻觉、妄想等感知觉及思维异常，可查及情绪低落，兴趣减退，睡眠障碍，食欲下降等抑郁综合征体验，诉"难受，分手了，没有胃口，也不想见人，就想在家里好好睡觉，吃了很多药物，仍是睡不着。"否认自杀观念及行为。可查及对物质存在渴求，耐受性增加，不顾后果地持续服用等依赖综合征表现，诉"一直在喝丁内酯水，不喝就难受，一点不能睡，喝了只能深睡一会儿，醒了还得喝。"自知力部分存在，意志活动减退，不再工作，连日常生活各项活动均需父母督促照料。

辅助检查　多导睡眠监测：睡眠结构：N1 期比例 5.2%，N2 期比例 52.7%，N3 期 35.2% 比例增多，REM 睡眠期 6.9% 比例减少。头颅 MRI、心电图及相关化验检查未见明显异常。送检血液及尿液样本至毒检室，均发现 1,4- 丁内酯，浓度分别为 1.2 mg/L、55.5 mg/L，未发现其他精神活性物质。

诊断　①其他（或未知）物质使用障碍；②重性抑郁障碍，反复发作，重度。

治疗经过　使用临床机构酒精依赖戒断评估表（Clinical Institute Withdrawal Assessment for Alcohol-Revised Scale，CIWA-Ar）[1] 及躯体检查进行戒断评估及治疗（表 28-1）。

表 28-1　患者（ $n = 1$ ）入院后临床评估及诊疗经过

戒断时间	躯体检查	CIWA-Ar 评分	治疗
第 1 个 24 h	双眼水平眼震，手心出汗，双手向前伸展震颤，肌力稍减，腱反射未引出	24 ～ 29 分	地西泮替代，非固定给药，24 h 总量 260 mg；维生素 B1 注射液 0.1 g，维生素 B12 注射液 0.5 mg；葡萄糖氯化钠注射液（500 ml）＋三磷酸腺苷（40 U）＋维生素 C（2 g），葡萄糖注射液（500 ml）＋维生素 C（2 g），肠内营养液（250 ml，2 次 /d）；奥氮平 2.5 mg/d；艾司西酞普兰片 5 mg/d
第 2 个 24 h	双手平伸震颤，手心出汗，肌力稍差，腱反射恢复	13 ～ 19 分	地西泮 30 mg，每 4 h 1 次，戒断症状出现时临时加量，24 h 总量 240 mg；维生素注射液剂量、补液量、肠内营养液量同第 1 个 24 h；奥氮平 5 mg/d；艾司西酞普兰片 10 mg/d；丙戊酸钠缓释片 500 mg/d
第 3 个 24 h	手心出汗、双手震颤较前明显减轻。	8 ～ 9 分	地西泮 30 mg，每 4 h 1 次，戒断症状出现则临时加量，24 h 总量 200 mg；维生素注射液、补液量、肠内营养液量和口服药物奥氮平、艾司西酞普兰片、丙戊酸钠缓释片的剂量，均同第 2 个 24 h
第 4 个 24 h	无异常	7 ～ 8 分	地西泮 30 mg，每 4 h 1 次，固定给药，24 h 总量 180 mg；维生素注射液、补液量、肠内营养液量和口服药物奥氮平、艾司西酞普兰片、丙戊酸钠缓释片的剂量，均同第 2 个 24 h

（续表）

戒断时间	躯体检查	CIWA-Ar 评分	治疗
第 5 个 24 h	无异常	5 ～ 8 分	地西泮 30 mg，4 次 /d，24 h 总量 120 mg；维生素注射液、补液量、肠内营养液量和口服药物奥氮平、艾司西酞普兰片、丙戊酸钠缓释片的剂量，均同第 2 个 24 h
之后住院期间	无异常	1 ～ 4 分	地西泮以总剂量的 10% ～ 20%/d 递减，维生素逐渐改为口服（维生素 B1 10 mg，3 次 /d；维生素 B_{12} 0.5 mg，3 次 /d）；补液及肠内营养逐渐减停；奥氮平 5 mg/d；艾司西酞普兰片 10 mg/d；丙戊酸钠缓释片 500 mg/d

注：CIWA-Ar 为临床机构酒精依赖戒断评估量表

二、病例讨论

（一）γ- 羟基丁酸药理机制

1,4- 丁内酯作为前体物质进入体内后迅速转化为 γ- 羟基丁酸，其为 γ- 氨基丁酸（gamma amino butyric acid，GABA）的代谢产物，主要结合 GABA-B 受体发挥神经抑制作用[2]。γ- 羟基丁酸在健康人体半衰期为 20 ～ 60 min，只有 2% ～ 5% 以原形从尿中排出，尿检时间窗 < 10 h，检测难度大[3]。γ- 羟基丁酸钠盐在欧美等国家被批准用于伴有猝倒的发作性睡病猝倒的治疗和辅助治疗酒精中毒及戒断。在改善睡眠结构，减少日间过度思睡及猝倒发作方面有很好的效果[4]。该例患者睡眠监测显示 N3 期睡眠明显增多，REM 睡眠期比例减少，即 γ- 羟基丁酸在改善睡眠结构方面的体现。

（二）失眠的鉴别诊断

患者的失眠是精神活性物质依赖伴随出现的症状，还是物质 / 药物所致的睡眠障碍呢？两者容易混淆，需要鉴别。物质 / 药物所致的睡眠障碍是指出现在物质中毒的过程中，或不久后，或戒断后，或接触某种药物后；同时该物质或药物能够产生突出的睡眠障碍。从该患者病史资料来看，患者在开始持续使用 1,4- 丁内酯之前，既已存在突出的情绪和睡眠问题。此外，结合患者病史多导睡眠监测结果，无证据表明存在其他独立的、非物质 / 药物所致的睡眠障碍（与呼吸相关的睡眠障碍、发作性睡病、特发性睡眠增多和睡眠不足等疾病）。该例患者在大剂量使用 1,4- 丁内酯期间，曾出现意识不清、小便失禁、失眠烦躁、癫痫发作等反应，可能为 1,4- 丁内酯过量引起的谵妄，但患者的睡眠问题不仅仅出现在可疑的谵妄状态下。综上，不支持物质所致的睡眠障碍的诊断。

（三）1,4- 丁内酯的戒断反应

1,4- 丁内酯（20 ～ 30 mg/kg 口服）毒性反应是中枢神经系统抑制，可引起焦虑失眠、心动过缓、呼吸浅慢、恶心、癫痫发作样反应、瞳孔反射的变化、不自主运动、意识混乱、心脏骤停等。相较 γ - 羟基丁酸，1,4- 丁内酯过量造成昏迷及脑损害更严重[3, 5]。该例患者在 7 ～ 10 天的戒断期中出现焦虑、失眠、激惹、眼球震颤、双手震颤等精神神经系统反应，CIWA-Ar 评分最高 29 分，与既往报道戒断症状相符。常见的戒断表现从轻度的焦虑、激惹、出汗、坐立不安、失眠等，到重度可表现为心动过速、幻觉妄想、谵妄、高血压、横纹肌溶解、癫痫发作等[3, 6-7]，无特异性，平均持续 3 ～ 21 天。

（四）1,4- 丁内酯戒断的干预策略

有文献报道，最好的干预策略是在戒断症状较严重的 1 ～ 7 天，尽早使用苯二氮䓬类药物替代，单用效果不显著，可合并抗癫痫药（如丙戊酸钠），或抗精神病药（推荐奥氮平）。对于 24 h 内 γ - 羟基丁酸使用量超过 30 g 的患者，推荐以地西泮 80 ～ 150 mg/d 替代，如存在谵妄，地西泮加量，如谵妄持续存在，可考虑应用戊巴比妥、右美托咪定[3]。本例患者地西泮日最高剂量 260 mg，考虑与院前同时使用 1,4- 丁内酯、氯硝西泮及酒精有关，需监测和警惕大剂量地西泮可能带来的呼吸抑制的不良反应。考虑患者存在激惹及抑郁，联合抗精神病药奥氮平片，心境稳定剂丙戊酸钠及抗抑郁剂艾司西酞普兰片治疗。在一些使用苯二氮䓬类药物替代治疗中出现治疗抵抗现象[8]的案例，可考虑与苯二氮䓬类药物合用或替代的药物有：巴比妥类[7]、丙戊酸、卡马西平、加巴喷丁、水合氯醛、巴氯芬[9]、可乐定、帕罗西汀、β 受体阻滞剂、溴隐亭、曲唑酮、芬太尼、丙泊酚或抗精神病药[10]。

本例患者 1,4- 丁内酯的维持使用与失眠因素有一定的关系，也是少数在医疗机构有计划实施 1,4- 丁内酯戒断的患者，保证了替代治疗的及时性，可为临床类似案例的处理提供参考。此外，目前 γ - 羟基丁酸及其前体物质的滥用和依赖在世界范围内呈上升趋势，提示医疗及卫生相关部门，重视及关注 γ - 羟基丁酸前体物质依赖问题，进一步加强监管力度。

（李倩倩　时杰）

参考文献

[1] Liao P C，Chang H M，Chen L Y. Clinical management of gamma-hydroxybutyrate（GHB）withdrawal delirium with CIWA-Ar protocol. J Formos Med Assoc，2018，117：1124-1127.

[2] Wong C G, Chan K F, Gibson K M, et al. Gamma-hydroxybutyric acid: neurobiology and toxicology of a recreational drug. Toxicol Rev, 2004, 23: 3-20.

[3] Busardo F P, Jones A W. GHB pharmacology and toxicology: acute intoxication, concentrations in blood and urine in forensic cases and treatment of the withdrawal syndrome. Curr Neuropharmacol, 2015, 13: 47-70.

[4] Busardo F P, Kyriakou C, Napoletano S, et al. Clinical applications of sodium oxybate (GHB): from narcolepsy to alcohol withdrawal syndrome. Eur Rev Med Pharmacol Sci, 2015, 19: 4654-4663.

[5] van Amsterdam J, Brunt T, Pennings E, et al. Risk assessment of GBL as a substitute for the illicit drug GHB in the Netherlands. A comparison of the risks of GBL versus GHB. Regulatory Toxicology and Pharmacology, 2014, 70: 507-513.

[6] McDaniel C H, Miotto K A. Gamma hydroxybutyrate (GHB) and gamma butyrolactone (GBL) withdrawal: five case studies. J Psychoactive Drugs, 2001, 33: 143-149.

[7] Ghio L, Cervetti A, Respino M, et al. Management and Treatment of Gamma Butyrolactone Withdrawal Syndrome. J Psychiatric Practice 2014, 20: 294-300.

[8] Enna S J. Extrasynaptic site of action for gamma-hydroxybutyrate. Proc Natl Acad Sci USA, 2012, 109: 13142-13143.

[9] Bell J, Collins R. Gamma-butyrolactone (GBL) dependence and withdrawal. Addiction, 2011, 106 (2): 442-447.

[10] Schep L J, Knudsen K, Slaughter R J, et al. The clinical toxicology of γ -hydroxybutyrate, γ -butyrolactone and 1,4-butanediol. Clin Toxicol (Phila), 2012, 50 (6): 458-470.

第10章 特殊病例

病例29 伴有感觉异常的睡眠相关节律性运动障碍

一、病例介绍

病史资料 患者，男性，14岁，初二学生。主因"睡眠中手部异常运动8年，头部异常运动5年"住院诊治。患者8年前（2003年）出现睡眠时双手异常活动，表现为双手紧握在身体两侧摩擦及搓手，主要在入睡前及睡后1～2 h内出现，就诊于当地医院，诊断为"湿疹"，给予对症治疗后症状无缓解。5年前出现入睡前感觉头部及后背部燥热、发痒，随后开始挠头、挠背，摇头、拍头、撞头，劳累及进食甜食和辛辣食物后上述症状明显，摇头表现为头部带动躯干左右摇摆，幅度不定。拍头表现为双手拍打一侧或两侧头部，撞头表现为用头部撞击床面或墙面，通过抓挠头部能使瘙痒症状得到缓解。上述症状持续交替出现于入睡前半小时，偶于入睡后1～2 h再次出现，每晚发作5～10次，每次持续10～20 min。家长诉通过唤醒可停止上述异常行为，最严重时因无意识剧烈撞击床板导致头部外伤。患者对睡着后的异常活动无意识，否认症状与情绪相关。每晚9点左右上床，因异常活动导致入睡困难，入睡时间0.5～1 h，睡眠时间为9点半至次日6点，晨醒自觉昏沉感，无精力恢复感，有日间困倦，无小睡。否认夜间打鼾，大喊大叫及与梦境相关的手足挥打，无睡瘫及入睡前幻觉。否认一过性意识丧失及抽搐发作。患者因上述行为严重影响日常学习生活多次就诊于当地医院，行脑电图检查未见异常，考虑"睡眠运动障碍"，给予氯硝西泮1 mg/晚，自觉上述症状无明显缓解。自发病以来，一般状态可，精神及情绪状态良好，饮食佳，大小便正常，体重无减轻。

既往史 晚产1周。喂养史：无特殊。生长发育史：体育活动差，学习成绩一般。

家族史 父母体健，否认近亲结婚，否认家族遗传病及相关疾病史。

体格检查 全身多汗，手部明显，双手皮肤粗糙，手指夹缝间及关节处呈茧样。头部未见明显伤口及瘢痕。神清语利，对答切题，右利手，高级皮质粗测未见异常，颅神经查体未见异常。四肢肌力、肌张力、腱反射正常。深浅感觉查体未见异常。双侧病理征未引出。共济查体未见异常。闭目难立征阴性。可走一字步。

辅助检查　血尿便常规、生化、甲状腺功能、凝血、免疫、血清铁、铁蛋白、转铁蛋白饱和度检查未见异常；腰椎穿刺：脑脊液常规、生化、自身免疫性脑炎相关抗体未见异常，副肿瘤综合征抗体等均无明显异常。ESS 嗜睡量表评估：14 分（中度嗜睡），完善腰穿化验脑脊液常规、生化、自身免疫性脑炎抗体，结果回报均未见异常。头颅 MRI 平扫脑内未见明确异常改变。颈椎软组织平扫＋增强：颈 3 ～ 5 水平脊髓增粗并异常信号，伴邻近强化血管影，颈 4 椎体右前缘、胸 1 ～ 2 椎体左前缘筋膜内囊性病变。多导睡眠监测：睡眠效率降低，睡眠结构紊乱，睡眠潜伏时间 3 min，总睡眠时间（TST）313 min，REM 睡眠期比例 16.5%，N1 期比例 28.1%，N2 期比例 38.0%，N3 期比例 17.4%，睡眠监测中可见数十次异常行为发作，主要表现为两种类型：①双下肢快速交替运动、交叉搓动、甩动（右下肢为主），频率约 5 次 / 秒，持续约 3 ～ 15 s 不等；②躯体左右前后节律性摆动，频率约 2 次 / 秒，持续 3 ～ 10 s 不等，发作时大多数为 NREM 睡眠期，以 N2 期为主，偶有 1 次在 R 期睡眠。阻塞性睡眠呼吸暂停低通气指数（OAHI）为 0 次 / 小时，周期性肢体运动障碍指数 0.8 次 / 小时。睡眠监测中未见睡眠呼吸暂停低通气事件及周期性腿动事件。R 期未见异常肌电活动增高。日间多次小睡监测：未记录到 REM 睡眠期起始睡眠。

诊断　睡眠相关节律性运动障碍。

治疗经过　给予普拉克索 0.125 mg，氯硝西泮 1 mg，1 个月后随访，患者动作的幅度减小，持续时间缩短。3 个月后随访，患者发作频率较前减少，日间困倦程度较前缓解。

二、病例讨论

睡眠相关节律性运动障碍（sleep-related rhythmic movement disorder，SRMD）是一种与睡眠相关的，以身体多部位反复的节律性刻板样动作为表现的综合征[1]。1727 年 Webfer 首次描述了这种现象，1905 年 Zappent 和 Cruebut 进一步对其进行了详细阐述。在 2014 年最新发布的 ICSD-3[2] 中将 SRMD 归于睡眠运动障碍性疾病。该病主要在幼童期发病，59% 的婴幼儿在 9 个月时会出现一些节律性运动，18 个月时患病率降至 33%，症状通常在 4 岁以后逐渐减轻或消失，5 岁时其患病率仅为 5%；也有青春期起病或复发的，称之为迟发型或晚发型 SRMD。青年期和成年期单纯发病者较少，多伴其他神经精神疾病。亦有部分儿童期发生的 SRMD 可持续至成年期。

（一）病因

SRMD 的病因尚不清楚，绝大多数患者不伴有其他疾病，亦有少数患者同时伴精神发育迟滞、孤独症等神经精神疾病。由于节律运动发生多始于生命的早期阶段，且正常儿童中出现的比例高，随年龄增长而逐渐停止发作。有研究认为这可能是一种生理现象，并可能有益于促进运动发育。但也可发生在儿童晚期甚至成年人，一些病例伴发不宁腿，男性多发，发作受觉醒水平调节，氯硝西泮治疗有效，这些提示可能是一种病理现象。有研究认为，刻板动作是由中枢震荡器控制产生，SRMD 是由刻板行为产生的知觉强化而维持的一种操作性行为。睡眠-觉醒转换过程中感觉和运动信息的协调失败被认为是可能原因，是大脑皮质对位于脑干和脊髓的中枢运动模式发生器失抑制所致，或者与注意力缺陷多动症有关。

（二）临床表现

SRMD 是指大组肌群（主要为头部及颈部）的反复节律性刻板运动，主要发生于开始睡眠或睡眠中任何阶段，偶见于清醒时，也可发生于清醒向睡眠的过渡阶段。发作形式多样，主要有以下几个类型：①撞头型；②摇头型；③身体摇摆型；④其他类型：身体滚动型，腿摇摆型及腿撞击型；⑤混合型。其中最常见的症状为撞头或用手和膝盖协同做翻滚动作，把头顶或额部撞向床头或墙壁。发作时患者可发出响亮的嗡嗡声或吟唱声。这些发作形式可单一重复出现，也可以多种形式转换或者同时出现。动作频率为 0.50 ～ 2.00 Hz，每次发作持续数分钟至 20 min，频率为每晚数次至数十次。发作时不易唤醒，发作后可继续睡眠，醒后通常不能回忆发病经过。

至今还没有关于节律性运动障碍的病理学报告，绝大多数患者出生史、实验室检查、影像学检查等结果无异常改变。v-PSG 显示节律性运动可发生在睡眠的各个阶段，所有节律性运动有近 1/2 仅发生在睡眠的 N1 期或 N2 期，1/3 节律性运动贯穿于睡眠的 NREM 期和 REM 期，1/4 仅发生于 REM 睡眠期，相关肌肉可记录到节律性运动电位。多数研究可见睡眠效率降低，全夜觉醒指数增高，以及微觉醒指数增高。

该病例患者是在入睡前发生的，发作形式为头部、身体大幅度地重复、刻板、节律性的动作，并且存在失眠及日间困倦的日间损害，在无防范措施情况下撞击床板造成头部外伤。根据 2014 年最新发布的 ICSD-3，患者的异常运动造成自身伤害并影响睡眠，满足睡眠节律运动障碍的诊断，但目前还没有明确的证据支持 SRMD 会出现瘙痒、燥热等感觉不适，患者存在的感觉症状无法解释。

（三）鉴别诊断

从感觉运动障碍症状这一点出发，需要和不宁腿综合征（RLS）相鉴别。不宁腿综合征是中枢神经系统多巴胺代谢通路或铁代谢通路异常，从而导致下肢不适感的一种感觉-运动障碍性疾病[3]。由 Ekbom 首次提出，随后的研究结果表明 RLS 累及部位不仅局限于下肢。当不适感累及下肢以外解剖部位，且符合国际不宁腿综合征研究组诊断标准时，称之为变异型 RLS。本例患者 8 年前入睡时有双手瘙痒的异常感觉、异常活动，5 年前入睡时感觉头部及后背部燥热、发痒，需通过晃动、敲打头部来缓解这种瘙痒等异样的感觉症状，并且出现失眠。这从临床表现上来看，是很可疑不宁腿综合征变异型诊断的，回顾文献有不宁腿、不宁腹、生殖器不安、膀胱不安、不宁手、不宁脸的相关病例报道，但还没有不宁头综合征的报道，目前这个诊断不能排除。

此外还需要与快速眼球运动期行为紊乱、睡眠相关过度运动性癫痫、心因性癫痫等疾病相鉴别，有研究提示青春期和成年期发病者可伴不宁腿综合征[4]、焦虑和抑郁症状、注意力缺陷、阻塞性睡眠呼吸暂停综合征、日间功能下降和白天过度嗜睡。诊断时应首先进行多导睡眠监测，以排除精神病或其他睡眠障碍性疾病。

（四）治疗

绝大多数睡眠相关节律运动障碍始发于婴幼儿期，且在 4 ～ 5 岁以后逐渐自行缓解，因此未造成任何临床后果且发作少者不需治疗，需注意防止发作中受伤即可。对于确诊为 SRMD 的患者，或在剧烈运动时造成自身伤害，或影响睡眠导致白天效率降低，或伴有其他疾病时，则需要适当治疗。大多数报道认为 SRMD 患者对苯二氮䓬类药物氯硝西泮有较好的反应，患者发作次数及幅度明显减少，睡眠质量明显改善，全夜觉醒和微觉醒次减少。但也有个别报道患者服用苯二氮䓬类药物后疗效并不理想。我院曾报道过多巴胺拮抗剂对 SRMD 有效的诊疗经历[5]，也有学者认为选择性 5- 羟色胺再摄取抑制剂对 SRMD 有效。目前 SRMD 的治疗在很大程度上依赖于临床经验，其疗效是否确定尚无定论。

（程岳阳　詹淑琴）

参考文献

［1］DelRosso L M，Cano-Pumarega I，Anguizola S S. Sleep-Related Rhythmic Movement Disorder. Sleep Med Clin，2021，16（2）：315-321.

［2］Sateia M J. International Classification of Sleep Disorders-Third Edition Highlights and Modifications. Chest，2014，146：1387-1394.

［3］中国医师协会神经内科医师分会睡眠学组，中华医学会神经病学分会睡眠障碍分组，中国睡眠研究会睡眠障碍专业委员会 . 中国不宁腿综合征的诊断与治疗指南（2021 版）. 中

华医学杂志，2021，13：908-925.

［4］Trotti L M. Restless Legs Syndrome and Sleep-Related Movement Disorders. Continuum（Minneap Minn），2017，23（4）：1005-1016.

［5］侯月，黄朝阳，王玉平，等 . 罕见的成人睡眠相关节律性运动障碍一例并文献复习 . 中国现代神经疾病杂志，2017，17：665-670.

病例 30　发作性睡病合并癫痫

一、病例介绍

病史资料　患者，女性，20 岁，大学生，未婚，主因"睡眠增多 10 年，抽搐 2 天"就诊于我院。患者于 10 年前（2011 年，10 岁）出现睡眠增多，有时可以站着入睡，每次持续 3～5 min 后清醒，醒后能够回忆，有笑后无力、跌倒、吐舌等症状，夜间睡眠质量差、多梦，可梦及被蛇追、与人打架等场景，同时存在睡眠中肢体动作。患者自觉尚可忍受，故拒绝药物治疗。患者 5 年前（2016年，15 岁）因日间思睡明显，严重影响学习和生活而再次就诊于我院门诊，诊断为"发作性睡病伴 RBD"，给予盐酸哌甲酯控释片（专注达）＋文拉法辛治疗后，症状逐渐好转。2019 年患者进入大学后学习压力下降，日间思睡、猝倒发作、夜间频繁觉醒等症状较前有所好转，遂自行停药。3 天前（2021 年 5 月，20岁）患者在学校进行演讲的过程中突然出现四肢抽搐、摔倒在地，伴意识丧失，持续 2～3 min，醒后呈朦胧状态、不能回忆发作过程，现为进一步明确诊治就诊于我院。

既往史　体健，其父亲、奶奶均有睡眠增多症状。

神经系统查体　无明显异常。

辅助检查　2016 年头颅 MRI 平扫未见明显异常。2016 年 PSG ＋ MSLT 显示：TST 459 min，睡眠潜伏时间 0.5 min，睡眠效率 69.7%，N1 期占 34.2%，N2期占 33.3%，N3 期占 22.8%，REM 睡眠占 9.7%，REM 睡眠潜伏时间 277 min，睡眠中觉醒次数为 23 次，WASO 161 min，PLM 指数 28.8 次 / 小时，AHI 为 1.8次 / 小时；可见 RSWA，并在 REM 睡眠期出现一次左上肢抬起。在 MSLT 中，5次平均睡眠潜伏时间 2.4 min，共出现 5 次 SOREMP。2021 年复查头颅 MRI 平扫未见明显异常。心电图、心脏彩超、血糖、生化及其他常规化验项目未见明显异常。医院焦虑抑郁量表（hospital anxiety and depression scale）焦虑得分 2 分、抑郁得分 3 分，PHQ-9 问卷 12 分，ESS 评分 14 分。PSG ＋ MSLT：TST 442.5 min，睡眠效率 62.2%，睡眠潜伏时间 1 min，N1 期占 25.9%，N2 期占 48.7%，N3 期

占 3.5%，REM 睡眠期占 21.9%，REM 睡眠潜伏时间 206 min，睡眠中觉醒次数为 125 次，WASO 268 min，AHI 为 4.5 次 / 小时，未检测到周期性肢体运动；可见 RSWA，但监测过程中无梦境演绎行为。在多次小睡试验中，5 次平均睡眠潜伏时间 7.5 min，未见 SOREMP。放射免疫分析法测定脑脊液 Hcrt-1 含量为 14.49 pg/ml（＜ 110.0 pg/ml），*HLA-DQB1*0602/0301* 基因阳性。24 h 脑电图（图 30-1）监测到发作间期双额区间较多尖慢波，左右不同步，右额为著，监测过程中未见临床及脑电发作。

临床诊断　发作性睡病 1 型、癫痫-局灶性发作。

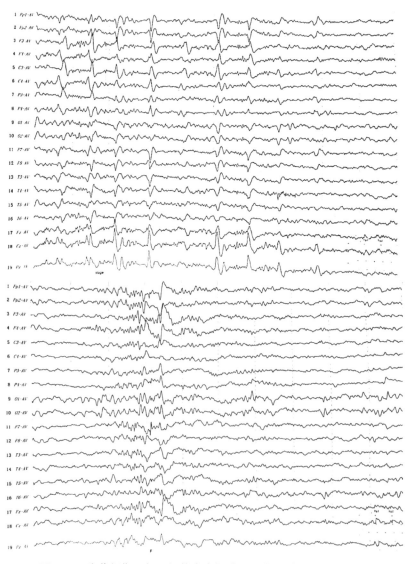

图 30-1　发作间期双额区间较多尖慢波，左右不同步，右额为著

治疗经过　针对发作性睡病曾给予专注达＋文拉法辛，症状缓解，已经停药；针对癫痫-局灶性发作，给予拉莫三嗪 50 mg 每天 2 次口服后，无临床发作，随访中。

二、病例讨论

发作性睡病是一种以难以控制的思睡、发作性猝倒、睡瘫和入睡前幻觉及夜间睡眠紊乱为主要临床特点的疾病，其发病率约为 1/2000；癫痫是多种原因导致的脑神经元高同步化异常放电的临床综合征，患病率约为 0.7%。癫痫合并发作性睡病更为罕见，国外报道约占癫痫患者的 0.9% ～ 1.5%，最早由 Thigpen 和 Moss 于 1955 年首次报道 1 例精神运动型癫痫与发作性睡病共病现象。目前国内外报道中病史资料完整的发作性睡病与癫痫共病病例共计 15 例，其中女性 6 例，男性 9 例；癫痫诊断先于发作性睡病者 12 例，发作性睡病诊断先于癫痫者 3 例，两者诊断的间隔期约为 1 ～ 6 年。15 例患者均为 1 型发作性睡病，青少年肌阵挛性癫痫 8 例，其他还包括失神癫痫以及睡眠相关过度运动性癫痫等[1-2]。目前尚不能确定哪一类型的癫痫易于与发作性睡病共病，二者共患的发病机制尚不清楚。有研究显示下丘脑分泌素（hypocretin）系统结构和功能的改变，可能导致发作性睡病 1 型（NT1）患者痫性发作的易感性增加[3]。此外，特发性全面性癫痫（包括失神癫痫、青少年肌阵挛癫痫等）通常被认为具有高度的遗传易感性，少数为单基因变异，如 *GABRG2* 和 *GABRA1* 突变，大多数符合复杂多基因遗传模式[4]。

本例患者的父亲和奶奶均有日间思睡症状，发作性睡病与癫痫共病是否存在共同的遗传代谢机制，尚需进一步的家系基因检测的研究。在疾病的诊治过程中，由于癫痫患者夜间频繁发作也会导致日间嗜睡，可能会掩盖发作性睡病的症状，发作性睡病患者出现不对称的面部或肢体肌张力丧失，常被认为是抽搐发作，肌阵挛、失张力发作常被诊断为猝倒，因此临床上要加强对这种发作性睡病共病癫痫的认识和鉴别[5-6]。

目前发作性睡病与癫痫共病的病例较为罕见，在治疗上应注意抗癫痫药物有可能会加重日间嗜睡，而促醒药物有可能会降低癫痫发作的阈值，诱发发作。需要针对发作性睡病和癫痫制订合适的治疗方案，羟丁酸钠可能通过调节 GABA 和兴奋性氨基酸通路，或转换为 GABA，通过 GABA-B 受体介导的机制发挥作用，在治疗发作性睡病的同时不增加癫痫发作[3]。发作性睡病和癫痫共病的治疗方案需要进一步的探索，积累更多用药经验。

（王赞）

参考文献

[1] 杨志仙，韩芳，秦炯，等．发作性睡病与癫（痫）共患的诊断与治疗分析．中华儿科杂志，2013，51（9）：676-679．

[2] 胡耿瑶，晋琅，袁娜，等．癫痫共患发作性睡病患者的临床电生理研究．中华神经科杂志，2021，54（6）：560-566．

[3] Baiardi S, Vandi S, Pizza F, et al. Narcolepsy type 1 and idiopathic generalized epilepsy：diagnostic and therapeutic challenges in dual cases. J Clin Sleep Med, 2015, 11（11）：12571262.

[4] Joshi PA, Poduri A, Kothare SV. Juvenile myoclonic epilepsy and narcolepsy：a series of three cases. Epilepsy Behav, 2015, 51：163-165.

[5] Lagrange AH, Blaivas M, Gomez-Hassan D, et al. Rasmussen's syndrome and new onset narcolepsy, cataplexy, and epilepsy in an adult. Epilepsy Behav, 2003, 4（6）：788-792.

[6] Thigpen CH, Moss BF. Unusual paranoid manifestations in a case of psychomotor epilepsy and narcolepsy. J Nerv Ment Dis, 1955, 122（4）：381-385.

病例 31　梦回路转
——一例 PTSD 的诊疗思考

一、病例介绍

病史资料　患者，男，50岁，已婚，公司职员，因"被人殴打后头痛伴失眠1个月余"于2021年3月入院诊治。患者2个月前在单位被人殴打，致肋骨骨折并住院，后出现头痛、睡眠困难，仅睡2小时/晚，夜间噩梦不断，并伴有夜间惊醒、心慌胸闷、紧张出汗。白天自觉头痛，情绪低落，担心因打架而工作受到影响。发病初期曾就诊外院，诊断为"急性应激障碍，抑郁发作"，服用氯硝西泮和丁螺环酮治疗，效果欠佳。患者既往体健，家族史和个人史无特殊，性格内向固执，无烟酒不良嗜好。

体格检查　未见明显异常。

精神检查　意识清晰，定向力完整，智能正常。接触合作，对答切题，未查及错觉、幻觉及感知综合障碍，思维顺畅，情绪低落、焦虑、恐惧，睡眠差，无情感高涨、欣快、易激惹等，意志行为减弱，行为活动减少，自知力存在。

辅助检查　血常规、血生化、电解质、甲状腺功能、激素、心电图、脑电图、头颅MRI等检查均无明显异常。心肺耦合（cardio-pulmonary coupling，CPC）图谱提示：睡眠潜伏时间延长，觉醒较多，浅睡眠比例增加，深睡眠比例少。抑郁自评量表（self-rating depression scale，SDS）评分：51 分；焦虑自评量表（self-rating anxiety scale，SAS）评分：57 分；匹兹堡睡眠质量指数量表（PSQI）：16 分；创伤后应激障碍自评量表：48 分。

诊断 创伤后应激障碍（PTSD）。

治疗 予以帕罗西汀 40 mg 每天一次、氯硝西泮 0.5 mg 每晚一次治疗，同时辅以心理干预和经颅直流电治疗，患者临床症状改善不明显，夜间睡眠中突然惊醒，心慌胸闷症状加重。调整药物后症状仍无改善，且出现傍晚和睡眠时有腿部酸胀不适感，伴随着噩梦，情绪更低落，回避行为加重。完善 v-PSG，结果提示：睡眠效率 72%，总睡眠时间 329 min，N3 期占 4%，夜间觉醒次数 22 次，觉醒时间 57 min，同时 REM 睡眠期血氧饱和度明显降低，最低为 61%，AHI 为 19.2 次 / 小时，存在中度周期性肢体运动。遂予以无创呼吸机治疗，同时复查 PSG 提示：睡眠效率 89%，总睡眠时间 440 min，觉醒时间 12 min，AHI 为 1.2 次 / 小时，SPO_2 91%，夜间噩梦惊醒等症状消失。经治疗 1 个月后，临床症状改善，夜间睡眠质量好转，2 个月后回避等行为亦改善，能回单位完成日常工作。

二、病例讨论

创伤后应激障碍（posttraumatic stress disorder，PTSD）是指由于个体受到异乎寻常的威胁性、灾难性心理创伤，导致延迟出现和长期持续的精神障碍[1]。且这一心理创伤对躯体、认知、情感和行为产生复合性影响。来自美国和加拿大的一项调查发现，PTSD 的终生患病率为 6.1% ～ 9.2%，年患病率为 3.5% ～ 4.7%[2]。而一项纳入 10 641 名澳大利亚人样本中，PTSD 的终生患病率为 1.0%[3]。近年来国内报道显示，国人的终生患病率约为 0.4%，年患病率约为 0.2%。既往认为 PTSD 的核心症状为侵入性症状群、持续性回避、认知和心境的负性改变和警惕性提高。PTSD 病程较长且易复发，严重影响患者的生命质量，部分患者甚至会出现自残、自杀、药物滥用等行为，对家庭和社会造成严重的负担[4]。

目前有关 PTSD 的病因机制尚不明确。相关的研究已经显示包括基因、表观遗传学调控、神经内分泌、炎症标记物以及睡眠障碍等多种因素参与其中；特别是近年来研究认为，有些易感因素是在暴露之前就存在，比如 *FKBP 5* 基因的多态性以及心率变异系数，而有些因素是暴露之后才显示出来的，比如免疫改变和神经炎症反应。同时还有学者认为 PTSD 患者存在中枢去甲肾上腺素水平升高而中枢肾上腺素能受体下调，糖皮质激素水平长期降低而其受体上调。来自影像学的证据显示 PTSD 患者的海马、左侧杏仁核和前扣带皮质体积减小[4]。

参照近年来，美国心理学会（American Psychological Association，APA）和英国卫生与临床优化研究会等组织指定的 PTSD 治疗指南可以发现，PTSD 的治疗方法总体分为心理干预和药物治疗两大类，且大部分研究也将心理干预作为一线治疗方法，其中基于创伤事件的认知行为疗法（cognitive behavioral therapy，CBT）被认为是最佳的心理干预方式，主要分为暴露疗法和非暴露疗法两类。药物治疗方面则包括 SSRI 类抗抑郁药物、镇静催眠药物和抗精神病药物。其中帕罗西汀和舍曲林是被 FDA 批准了用于 PTSD 的治疗，而文拉法辛和奈法唑酮则被列为推荐用药。此外，米氮平和曲唑酮可用于 PTSD 的失眠障碍以及梦魇。

　　随着对 PTSD 研究的不断深入，越来越多的学者观察到，睡眠障碍是 PTSD 的核心症状，其中 PTSD 患者的睡眠问题主要为：失眠障碍、阻塞性睡眠呼吸暂停综合征（OSAS）、周期性肢体运动障碍（PLMD）和梦魇等多种类型。甚至有学者认为 REMS 紊乱可能是 PTSD 发生发展的重要生物学标志物。2019 年唐向东教授团队有关 PTSD 睡眠障碍的研究提示：与健康对照组相比，PTSD 患者夜间总睡眠时间减少、睡眠效率降低、入睡后觉醒时间增加、慢波睡眠比例减少。进一步分析发现，女性 PTSD 患者较男性患者更易出现夜间客观睡眠数量减少及睡眠质量下降。同时 Mellman 等对 21 名 PTSD 患者进行 PSG 监测，发现 PTSD 患者中夜间 OSAS 的患病率为 47.6%。唐向东教授总结发现 PTSD 患者中 OSAS 的患病率高达 70%。不仅如此，与单纯 PTSD 患者相比，同时罹患 OSAS 的 PTSD 患者创伤后应激症状更重，生活质量更差。而在使用 CPAP 治疗后，不仅 OSAS 得以缓解，患者 PTSD 的精神症状也有明显改善[5]。因此，首次提出了"持续气道正压通气治疗通过纠正 PTSD 与睡眠呼吸暂停共病者 REM 睡眠期呼吸事件，改善患者睡眠紊乱，有助于 PTSD 患者创伤相关情绪记忆消退"的理论模型[6]。Mellman 等报道有 33% 的战争相关 PTSD 患者会出现有临床意义的睡眠周期性肢体运动（periodic limb movements in sleep，PLMS），而对照组中无 PLMS 发病。Krakow 等报道 PTSD 患者中运动相关睡眠障碍的发病率高达 60%。Germain 等也发现 PTSD 患者的周期性腿动指数明显高于正常对照组。

　　值得注意的是，本例患者入院之前曾行心肺耦合分析（CPC）筛查其睡眠，因 CPC 不能很好地识别觉醒与 REM 睡眠期，且无血氧饱和度监测，以至于遗漏了患者存在的睡眠呼吸暂停问题。此外，患者体型偏瘦，病程中未描述以往有夜间睡眠打鼾等症状，进一步忽略了其 OSAS 的问题，且在治疗中氯硝西泮加重了其夜间缺氧，导致睡眠质量更差，夜间惊醒更多。另早期不规则的药物使用和调整，导致并诱发患者出现周期性肢体运动障碍，也影响了患者的预后。在完善了 PSG 监测后发现患者表现为仅在 REM 睡眠期出现严重呼吸暂停和低血氧饱和度事件，而在 NREM 睡眠期则未发现明显的呼吸暂停事件，也是临床上极易忽略之处。鉴于 REM 睡眠期紊乱作为 PTSD 发生发展的重要生物学标志物，而该患者又表现为 REM 睡眠期的重度 OSAS，我们推测 PTSD 与 OSAS 可能存在未知的联系。PTSD 的夜间噩梦与 OSAS 的 REM 睡眠期的夜间重度低氧相互叠加，彼此加重症状，且难以区分。PTSD 患者睡眠障碍若得不到及时治疗，将明显降低效果，影响患者的生活质量。

综上所述，睡眠障碍作为 PTSD 的核心症状，对临床 PTSD 患者进行有效的睡眠障碍筛查与诊疗具有重要临床价值。对可能合并睡眠问题的患者，需进一步进行 PSG 监测。

（葛义俊）

参考文献

［1］陆林，沈渔邨 . 精神病学 . 6 版 . 北京：人民卫生出版社，2018.

［2］Benjet C，Bromet E，Karam E G，et al. The epidemiology of traumatic event exposure worldwide：results from the World Mental Health Survey Consortium. Psychol Med，2016，46（2）：327-343.

［3］Hoge C W，Yehuda R，Castro C A，et al. Unintended consequences of changing the definition of posttraumatic stress disorder in DSM-5：critique and call for action. JAMA Psychiatry，2016，73（7）：750-752.

［4］Smoller J W. The genetics of stress-related disorders：PTSD，depression，and anxiety disorders. Neuropsychopharmacology，2016，41（1）：297-319.

［5］Orr J E，Smales C，Alexander T H，et al. Treatment of OSA with CPAP is associated with improvement in PTSD symptoms among veterans. J Clin Sleep Med，2017，13（1）：57-63

［6］Zhang Y，Ren R，Yang L，et al. The effect of treating obstructive sleep apnea with continuous positive airway pressure on posttraumatic stress disorder：a systematic review and meta-analysis with hypothetical model. Neurosci Biobehav Rev，2019，102：172-183.

病例 32　先天性中枢性低通气综合征
——RET 基因突变

一、病例介绍

病史资料　患者，男性，31 岁，因"反复夜间呼吸低通气近半年"入院。患者 2018 年 4 月 24 日夜间睡眠中出现口吐白沫、双眼上翻、小便失禁、四肢僵直、呼之不应等症状，1 ～ 2 min 后自行缓解，患者不能回忆发病过程。无肢体抽搐、肢体乏力。2018 年 4 月 25 日至无锡市人民院就诊查头颅 MRI 等，提示烟雾病可能（报告未见）。而后连续 2 天夜间睡眠时出现类似症状。2018 年 4 月 26 日晚上救护车送至无锡 101 医院，行头颅 CT、心电图等检查，无特殊异常，住院期间睡眠中间断出现癫痫样发作伴意识下降，血气分析为二型呼吸衰竭，予左乙拉西坦抗癫痫治疗、气管插管呼吸机辅助通气。血常规提示血小板低，输注血小板，并行骨穿刺，结果无明显异常。2018 年 5 月 15 日转至无锡市人民医院，床旁行神经调节辅助通气（NAVA）监测膈肌电活动，提示膈肌活动减弱。而后进行呼吸机间断脱机训练，脱机时间逐渐延长，动脉血气提示正常范围，未再出现癫痫发作。2018 年 5 月 22 日行全脑数字减影血管造影（digital subtraction angiography，DSA）检查，提示脑血管呈烟雾样改变。脑电图提示异常动态脑电图（基本节律变慢，见大量 θ 波及多量 δ 波短程阵发）。2018 年 6 月 7 日转至上海市第十人民医院，入院当晚脱机后再次出现呼之不应、四肢抽搐、小便失禁等症状，予呼吸机辅助通气后神志转清。此后脱机训练，患者睡眠中凌晨 1 ～ 5 点需辅助通气。住院期间曾出现反复呕吐数天，后自行缓解。2018 年 7 月 2 日转至上海新起点康复医院后，患者再次出现反复呕吐，呼吸机辅助通气明显延长，动态监测动脉血气分析提示 CO_2 分压明显升高，睡眠 1 h PCO_2 65 ～ 70 mmHg，睡眠 2 h PCO_2 80 mmHg 左右。现为进一步诊治，收入我科。病程中，患者精神可，否认记忆障碍或认知障碍，小便正常，大便近 7 ～ 8 年每日 5 ～ 8 次，成形便，曾行肠镜等检查，无明显异常（未见报告）。2018 年 5 月住院期间体重下降 10 kg。

查看既往就诊病史，患者 1998 年 2 月曾因呕吐就诊于无锡市人民医院，查头颅 MRI、脑脊液正常，脑电图示慢波为主，使用苯巴比妥（鲁米那）（具体不详）。此后于新华医院就诊，病史描述为呕吐 1 周，呕吐期间出现 3 次双眼上翻、面色发绀，不伴肢体抽搐、二便失禁，每次发作大约持续 3 min，发作时神志清楚，可自行缓解，吸氧后症状明显缓解。新华医院考虑癫痫不能排除，脑电图示高度异常脑电图（慢活动以两枕明显），动态脑电图示正常，医嘱单中未见抗癫痫药物。患者 13 岁起出现反复严重呕吐，每次可持续 1 周，自述外院诊断为"神经性呕吐"，予以中药治疗后发作频率减少，大约每年发作 1 ～ 2 次。家属描述患者近 10 年平素夜间睡眠中出汗多、脸色发红，夜间打鼾程度不重。既往患高血压 2 年。患者足月顺产，生后不哭，经抢救（具体不详），生长发育正常。对痛和冷热不灵敏。吸烟 5 ～ 6 年，每日 10 支左右，发病后戒烟。父母健在，母亲患烟雾病，无其他家族遗传疾病。

体格检查　神志清醒，精神可，步入病房，对答切题，查体合作。眼球运动可，伸舌居中。气管切开，气管套管在位。两肺呼吸音清，未闻及干湿性啰音，心律齐，未闻及明显杂音，腹软、肝脾肋下未及。四肢痛觉减退。双下肢无水肿，左手指可见褐色痂。

辅助检查　血气分析酸碱度下降，PCO_2 升高：pH 7.21，PO_2 21.67 kpa，PCO_2 10.09 kpa；免疫球蛋白水平 IgG 1830 mg/dl；类风湿因子水平 31 IU/ml，C- 反应

蛋白水平 1.72 mg/dl；静息时乳酸水平 3.55 mmol/L，运动 10 min 后 3.56 mmol/L；抗巨细胞病毒 IgG ＞ 250.00 U/ml；EB 病毒 VCA IgG 296.00 U/ml，EB 病毒 EBNA IgG ＞ 600.00 U/ml。血常规、尿常规、便常规、甲状腺功能、肿瘤标志物、生化全项、心肌酶谱、红细胞沉降率、凝血功能检查均正常；乙肝五项、丙肝、ANCA、梅毒、艾滋病阴性；呼吸道 9 联阴性；支气管灌洗液细菌培养未见细菌生长。

外院辅助检查　无锡市人民医院检查结果：2018 年 4 月 26 日头颅 MRI：左侧顶叶、胼胝体及两侧基底节区腔隙灶及软化灶，左侧顶叶少许新鲜灶；2018 年 4 月 26 日头颅血管 MRI：双侧大脑中动脉未见，脑底部周围及双侧基底节区多发迂曲小血管影，考虑烟雾病可能；2018 年 5 月 22 日全脑血管造影（DSA）：脑血管呈烟雾样改变，局部有相关血管代偿；2018 年 5 月 23 日脑电图：异常动态脑电图（基本节律变慢，见大量 θ 波及多量 δ 波短程阵发）。上海市第十人民医院检查结果：2018 年 6 月 12 日动态脑电图示，额区阵发性 θ 活动，右侧偏甚。上海新起点康复医院检查结果：2018 年 8 月 14 日头颅增强 MRI ＋扩散加权成像：左侧额顶叶、胼胝体及双侧基底节软化灶、腔隙灶；2018 年 8 月 15 日腹部超声：未见明显异常；2018 年 8 月 27 日脑干听觉诱发电位：正常范围。

入院后辅助检查　头颅血管 MRI（图 32-1 和图 32-2）可见脑底部周围及双侧基底节区多发迂曲小血管影。颈部血管超声提示双侧颈动脉、椎动脉血流参数未见明显异常。气管镜检查、心脏彩超、肝胆囊胰脾肾超声未见明显异常。多导睡眠监测：睡眠效率为 70.5%，微觉醒指数为 33.1/h，睡眠期间出现大量以阻塞性为主的睡眠呼吸暂停及低通气事件，呼吸紊乱指数（respiratory disturbance index，RDI）为 12.1/h，呼吸暂停最长时间为 108 s，夜间最低血氧饱和度为 79%，血氧饱和度降低最长持续时间为 152.5 s，低于 90% 的时间占总睡眠时间

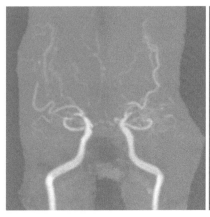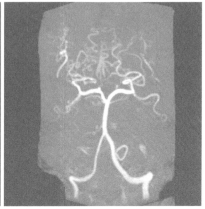

图 32-1　患者头颅血管磁共振成像

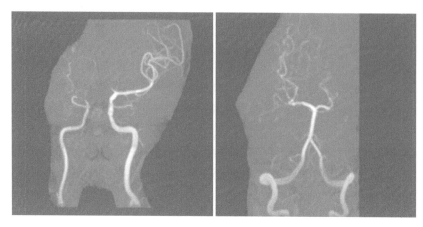

图 32-2　患者母亲头颅血管磁共振成像

6%，睡眠期平均 CO_2 浓度为 43 mmol/L，最高 CO_2 浓度为 63.3 mmol/L。

基因检测　患者与其父母进行 *PHOX2B* 和全外显子基因检测。患者与其母亲在 *RET* 基因第 12 号外显子发现杂合突变（图 32-3；见彩图）：c.2246G ＞ C（p.R749T）；在 *RNF213* 基因第 60 号外显子发现杂合突变（图 32-4；见彩图）：c.14429G ＞ A（p.R4810K）。患者父亲 *RET* 基因与 *RNF213* 基因均未发现突变。*PHOX2B* 基因主要是检测第 3 号外显子 721-780 碱基处均是否发生扩增，三人均未发现 *PHOX2B* 基因突变（图 32-5；见彩图）。

诊断　先天性中枢性低通气综合征；烟雾病；慢性呼吸衰竭（Ⅱ型）；高血压。

治疗经过　针对患者夜间睡眠低通气，每日夜间睡眠 1 h 后予以呼吸机辅助通气，早晨脱机。布地奈德（普米克令舒）、氨溴索（沐舒坦）雾化治疗。

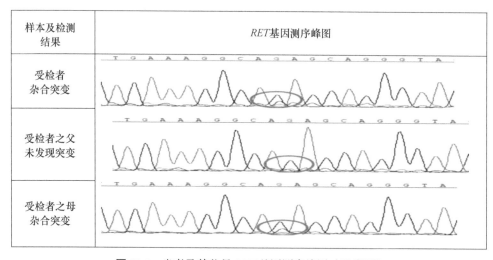

图 32-3　患者及其父母 *RET* 基因测序峰图（见彩图）

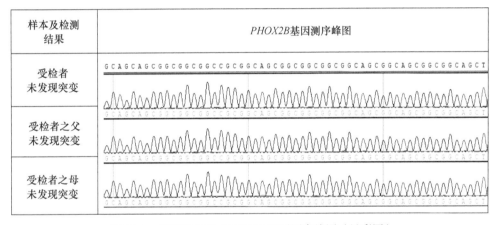

样本及检测结果	RNF213基因测序峰图
受检者杂合突变	
受检者之父未发现突变	
受检者之母杂合突变	

图 32-4 患者及其父母 *RNF213* 基因测序峰图（见彩图）

样本及检测结果	PHOX2B基因测序峰图
受检者未发现突变	
受检者之父未发现突变	
受检者之母未发现突变	

图 32-5 患者及父母 *PHOX2B* 基因测序峰图（见彩图）

左乙拉西坦（开浦兰）早 0.5 g，晚 1 g；托吡酯（妥泰）50 mg qd 抗癫痫治疗。针对患者反复大便次数增多数年，请消化科会诊后考虑肠易激综合征可能大，给予酪酸梭菌（米雅）40 mg tid，曲美布汀 100 mg tid 治疗。给予左甲状腺素钠片（优甲乐）50 μg qd 补充甲状腺激素。11 月 2 日，患者仍脱机困难，转入我院呼吸科进一步诊治，呼吸科考虑患者夜间癫痫样症状与睡眠低通气所致去皮质强直有关，并非癫痫发作，遂逐渐停用抗癫痫药物。11 月 5 日，日间尝试气切套管封堵，夜间有创辅助通气治疗，监测血气及呼气末 CO_2 分压及氧饱和度；11 月 19 日，进行无创压力滴定，无 CO_2 潴留；11 月 20 日，拔除气管套管，呼气末 CO_2 分压为 37.4 mmHg；11 月 30 日，患者呼吸机辅助通气适应，气切口愈合良好，生命体征平稳，予出院，进行家庭夜间无创通气支持治疗。

二、病例讨论

先天性中枢性低通气综合征（congenital central hypoventilation syndrome，CCHS）也称 Ondine 诅咒，1970 年由 Melllins 等人首次命名报道[1]，是一种以呼吸障碍为特征的罕见病。患者由于呼吸中枢化学感受器的原发性缺陷，导致对 CO_2 敏感性降低、自主呼吸控制衰竭、肺通气减少，产生高碳酸血症、低氧血症及一系列临床症状的综合征。

（一）临床表现

CCHS 的典型表现为自主呼吸调节异常，可为典型的睡眠-清醒的通气变化：在清醒时通气功能正常，而睡眠时对于高碳酸血症和低氧血症缺乏通气反应和呼吸节律调整，表现为呼吸频率正常而潮气量减少、肺泡通气不足[2]。需排除原发性心、肺或神经肌肉疾病，以及可引起自主神经功能失调的脑损伤。部分 CCHS 患者可合并先天性巨结肠症（hirschsprung disease，HSCR）、神经嵴源性肿瘤、心脏停搏和自主神经功能紊乱表现（如出汗异常、吞咽障碍、瞳孔对光反射减弱、食管蠕动减弱、基础体温降低以及特殊面容等）。

（二）诊断

2010 年美国胸科学会推荐 CCHS 的诊断标准[3]：①持续存在的睡眠状态通气不足及高碳酸血症；②除外可解释通气不足的肺部原发病、心脏原发病或神经肌肉功能障碍；③存在 *PHOX2B* 基因突变。

（三）治疗

到目前为止，CCHS 一直被认为是一种终身疾病，但随着增长，症状可能会有一些改善。关于 CCHS 的治疗[4]，目前尚无药物可充分增加通气并具有持续作用，呼吸支持、辅助通气是关键，包括气管切开术、经鼻罩呼吸支持、膈神经起搏、负压通气。

（四）基因表达

CCHS 通常出现在新生儿期，发病率约为 20 万分之一。随着认识的提高和更多可用、更准确的基因检测手段，现在更多的 CCHS 患者可在婴儿晚期或成人被诊断[5]。CCHS 具有明显的家族聚集和遗传的特征，是一种常染色体不完全显性遗传疾病，主要病因是 *PHOX2B* 基因的突变，文献报道 90% 的患者都有这种基因突变。2003 年后 *PHOX2B* 基因的检测作为确诊 CCHS 的手段[6]。全世界已经报道了超过 1000 例 CCHS 病例，但由于基因检测的受限性，实际的病例人数会更多。除 *PHOX2B* 基因外，CCHS 患者也可以由 *RET*、*HASHl*、*GDNF* 或 *EDN3* 等基因突变引起。随着全外显子测序技术的发展，其他 CCHS 相关基因可能将被陆续发现。

　　RET 原癌基因位于第 10 号染色体长臂上（10q11.2），由 21 个外显子组成，属于钙黏着蛋白超家族，编码一种酪氨酸激酶受体。在动物实验中发现，*RET* 基因敲除小鼠对吸入二氧化碳的通气反应不佳[7]，*RET* 基因被认为是呼吸中枢二氧化碳化学敏感性神经发育的重要因素，表明 *RET* 基因与先天性低通气综合征有着密切关联。

　　我们报告了 1 例 CCHS 与 *RET* 基因突变相关的病例。患者自幼年（10 岁左右）起出现夜间睡眠低通气，伴低氧血症，高碳酸血症，最终在成人确诊，同时合并烟雾病。其 CCHS 相关基因检测为 *RET* 基因的第 12 号外显子存在杂合突变。*RET* 基因突变导致 CCHS 的病例数较少，一般突变是出现在 CCHS 合并 HSCR 的患者中。G Fitze[8] 等人分析了 33 例 CCHS 患者中 *RET* 基因多态性突变类型，共发现 7 种突变 c.135G/A、c.375C/A、c.1296G/A、c.2071G/A、c.2307T/G、c.2508C/T 和 c.2712C。本病例中我们报道了 1 例新的突变位点 c.2246G > C。*RET* 原癌基因作为致病突变基因已在 5 种疾病中得到证实：多发性内分泌肿瘤（MEN）2A、MEN 2B、家族髓质甲状腺癌、甲状腺乳头状癌和先天性巨结肠，但其与 CCHS 关系仍有需进一步研究。该病例患者在临床上表现为幼年起病的间隙发作的严重呕吐，可能为 HSCR 的不典型表现，仍需做进一步肠镜病理检查。

　　家系共分离显示其母亲携带 *RET* 基因与 *RNF213* 基因杂合突变，头颅血管 MRI 也同时显示烟雾病，但没有出现 CCHS 和 HSCR 的临床表现。目前流行病学资料并未发现 CCHS 与性别因素相关；但研究表明 HSCR 发病与性别有关[9]，男性比女性多见，男女比例为 4∶1。该病例中发现的 *RET* 基因突变为杂合突变是否会引起临床表型的变异，以及性别是否是导致患者母亲未出现相关症状的一个原因，我们仍需进一步探究。

　　烟雾病是一种病因不明的、以双侧颈内动脉末端及大脑前动脉、大脑中动脉起始部慢性进行性狭窄或闭塞为特征，并继发颅底异常血管网形成的一种脑血管疾病[10]。烟雾病的起因与遗传和环境因素均相关。本病例中患者基因检测发现烟雾病相关位点 *RNF213* R4810K 突变，患者的头颅血管 MRI 也符合烟雾病。*RNF213* 基因是亚洲人群中常见的烟雾病相关基因[11]，是一种不完全外显基因。虽然一个患者同时出现两种罕见突变是非常罕见的，但目前还没有报道 CCHS 和 HSCR 与烟雾病相关。因此我们猜测患者临床同时存在 CCHS 和烟雾病，可用"二元论"来解释，即 *RET* 基因突变引起先天性中枢性低通气，而 *RNF213* 基因突变导致烟雾病。是否 *RET* 基因直接或间接导致烟雾病还需进一步的研究来明确。

（王佩　李庆云　马建芳）

参考文献

［1］Mellins R B，Balfour H H，Turino G M，et al. Failure of automatic control of ventilation （Ondine's curse）. Report of an infant born with this syndrome and review of the literature. Medicine（Baltimore），1970，49（6）：487-504.

［2］American Thoracic Society. Idiopathic congenital central hypoventilation syndrome：diagnosis and management. Am J Resp Crit Care，1999，160（1）：368-373.

［3］Weese-Mayer D E，Berry-Kravis E M，Ceccherini I，et al. An official ATS clinical policy statement：congenital central hypoventilation syndrome genetic basis，diagnosis，and management. Am J Resp Crit Care，2010，181（6）：626-644.

［4］Trang H，Samuels M，Ceccherini I，et al. Guidelines for diagnosis and management of congenital central hypoventilation syndrome. Orphanet J Rare Dis，2020，15（1）：252.

［5］Weese-Mayer D E，Berry-Kravis E M. Genetics of congenital central hypoventilation syndrome-Lessons from a seemingly orphan disease. Am J Resp Crit Care，2004，170（1）：16-21.

［6］Amiel J，Laudier B，Attie-Bitach T，et al. Polyalanine expansion and frameshift mutations of the paired-like homeobox gene PHOX2B in congenital central hypoventilation syndrome. Nat Genet，2003，33（4）：459-461.

［7］Burton M D，Kawashima A，Brayer JA，et al. RET proto-oncogene is important for the development of respiratory CO_2 sensitivity. J Autonom Nerv Syst，1997，63（3）：137-143.

［8］Fitze G，Serra A，Schlafke M，et al. Association of germline mutations and polymorphisms of the RET proto-oncogene with Idiopathic Congenital Central Hypoventilation Syndrome in 33 patients. Faseb J，2003，17（4）：E10.

［9］Goldberg E L. An epidemiological study of Hirschsprung's disease. Int J Epidemiol，1984，13（4）：479-485.

［10］Scott R M，Smith E R. Moyamoya disease and moyamoya syndrome. N Engl J Med，2009，360（12）：1226-1237.

［11］Wang Y，Zhang Z，Wei L，et al. Predictive role of heterozygous p.R4810K of RNF213 in the phenotype of Chinese moyamoya disease. Neurology，2020，94（7）：e678-e686.

中英文专业词汇对照表

B	
背外侧被盖核下部	sublaterodorsal tegmental nucleus，SLD
不规律的睡眠-觉醒节律障碍	irregular sleep-wake rhythm disorder，ISWRD
不宁腿综合征	restless leg syndrome，RLS
C	
持续气道正压通气	continuous positive airway pressure，CPAP
创伤后应激障碍	posttraumatic stress disorder，PTSD
D	
倒班工作睡眠-觉醒障碍	shift work sleep-wake disorder，SWSWD
低通气指数	hypopnea index，HI
多次睡眠潜伏时间试验	multiple sleep latency test，MSLT
多导睡眠监测	polysomnography，PSG
E	
Epworth 嗜睡量表	Epworth Sleepiness Scale，ESS
腭垂腭咽成形术	uvulopalatopharyngoplasty，UPPP
F	
发作性睡病	narcolepsy
非 24 h 睡眠-觉醒节律障碍	non-24-hour sleep-wake rhythm disorder，N24SWD
非快速眼动	non-rapid eye movement，NREM
非特殊昼夜节律相关睡眠-觉醒障碍	circadian sleep-wake disorder not otherwise specified
肥胖低通气综合征	obesity hypoventilation syndrome，OHS
腹外侧中脑导水管周围灰质	ventrolateral periaqueductal gray，vlPAG
G	
改良的马氏分级	modified Mallampati classification，MMP
个人健康问卷	personal health questionnaire，PHQ

广泛性焦虑障碍量表	generalized anxiety disorder-7，GAD-7
国际不宁腿综合征研究组评估量表	International Restless Leg Syndrome Study Group Rating Scale，IRLS
H	
汉密尔顿焦虑量表	Hamilton Anxiety Scale，HAMA
汉密尔顿抑郁量表	Hamilton Depression Scale，HAMD
呼吸紊乱指数	respiratory disturbance index，RDI
呼吸暂停低通气指数	apnea-hypopnea index，AHI
呼吸暂停指数	apnea index，AI
画钟试验	clock drawing test，CDT
混合性睡眠呼吸暂停	mix sleep apnea，MSA
J	
肌电图	electromyogram，EMG
继发性 RBD	secondary RBD，sRBD
简明国际神经精神访谈	Mini-International Neuropsychiatric Interview，MINI
简明精神状态检查量表	mini-mental state examination，MMSE
焦虑自评量表	self-rating anxiety scale，SAS
颈肌阵挛	neck myoclonus，NM
5-羟色胺和去甲肾上腺素再摄取抑制剂	serotonin and norepinephrine reuptake inhibitor，SNRI
K	
快速眼动	rapid eye movement，REM
快速眼动睡眠期肌电失弛缓	REM sleep without atonia，RSWA
快速眼动睡眠期行为障碍	rapid eye movement sleep behavior disorder，RBD
快速眼动睡眠期行为障碍筛查问卷	RBD Screening Questionnaire，RBDSQ
M	
美国睡眠医学会	American Academy of Sleep Medicine，AASM
梦境扮演行为	dream enactment behavior，DEB
蒙特利尔认知评估量表	Montreal cognitive assessment scale，MOCA
N	
脑电图	electroencephalogram，EEG
尼曼-皮克病 C 型	Niemann-Pick disease type C，NPC
尼曼-皮克病	Niemann-Pick disease，NPD

P	
匹兹堡睡眠质量指数	Pittsburgh Sleep Quality Index，PSQI
平均睡眠潜伏时间	mean sleep latency，MSL

Q	
前蓝斑	pre-locus coeruleus，pre-LC
清晨型-夜晚型问卷	Morningness-Eveningness Questionnaire，MEQ
清醒维持试验	maintenance of wakefulness test，MWT
去甲肾上腺素和多巴胺再摄取抑制剂	norepinephrine and dopamine reuptake inhibitor，NDRI
去甲肾上腺素和特异性 5- 羟色胺抗抑郁药	noradrenergic and specific serotonergic antidepressant，NaSSA

R	
RBD 问卷-香港版	RBD questionnaire-Hongkong，RBDQ-HK
人类白细胞抗原	human leukocyte antigen，HLA
认知行为疗法	cognitive behavioral therapy，CBT
日间过度思睡	excessive daytime sleepiness，EDS
入睡后清醒时间	waking after sleep onset，WASO

S	
失眠认知行为疗法	cognitive behavioral therapy for insomnia，CBT-I
失眠严重程度指数	Insomnia Severity Index，ISI
失眠障碍	insomnia disorder
时差相关睡眠障碍	jet lag disorder，JLD
视频多导睡眠监测	video-PSG，v-PSG
睡眠呼吸障碍	sleep-disordered breathing，SBD
睡眠-觉醒时相提前障碍	advanced sleep-wake phase disorder，ASWPD
睡眠-觉醒时相延迟障碍	delayed sleep-wake phase disorder，DSWPD
睡眠起始快速眼动期	sleep-onset rapid eye movement period，SOREMP
睡眠潜伏时间	sleep latency，SL
睡眠相关过度运动性癫痫	sleep-relative hypermotor epilepsy，SHE
睡眠相关节律性运动障碍	sleep-related rhythmic movement disorder，SRMD
睡眠障碍国际分类（第 3 版）	International Classification of Sleep Disorders 3，ICSD-3
睡眠周期性肢体运动	periodic limb movements of sleep，PLMS

T	
特发性 RBD	idiopathic RBD，iRBD
体动仪	actigraph
体重指数	body mass index，BMI

W	
外侧脑桥被盖	lateral pontine tegmentum，LPT
卧床时间	time in bed，TIB

X	
先天性中枢性低通气综合征	congenital central hypoventilation syndrome，CCHS
心肺耦合	cardio-pulmonary coupling，CPC
选择性 5- 羟色胺再摄取抑制剂	selective serotonin reuptake inhibitor，SSRI

Y	
阳性和阴性症状量表	positive and negative symptom scale，PANSS
移动睡眠监测技术	mobile sleep monitoring technology，MSMT
异态睡眠	parasomnias
异态睡眠重叠障碍	parasomnia overlap disorder
抑郁自评量表	self-rating depression scale，SDS

Z	
中枢性睡眠呼吸暂停	central sleep apnea，CSA
周期性颈肌阵挛	periodic neck myoclonus，PNM
周期性肢体运动	periodic limb movement，PLM
周期性肢体运动障碍	periodic limb movement disorder，PLMD
昼夜节律相关睡眠–觉醒障碍	circadian rhythm sleep-wake disorder，CRSWD
注意缺陷与多动障碍	attention deficit hyperactive disorder，ADHD
总睡眠时间	total sleep time，TST
医院焦虑抑郁量表	hospital anxiety and depression scale，HADS
阻塞性睡眠呼吸暂停	obstructive sleep apnea，OSA
阻塞性睡眠呼吸暂停低通气综合征	obstructive sleep apnea hypopnea syndrome，OSAHS

彩　图

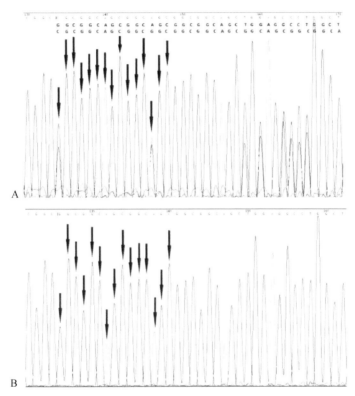

图 5-2　患儿及其母亲的外显子 1 测序图。箭头为基因变异位点。**A.** 患儿 *PHOX2B* 基因 c.741_755dup（编码区第 741_755 号核苷酸重复），导致第 247_251 号氨基酸重复 p.247_251dup；**B.** 患儿母亲该位点未见异常

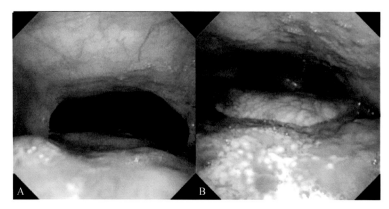

图 7-1　上气道的电子喉镜检查。**A.** 电子喉镜显示软腭后区呈扁平型狭窄；**B.** 电子喉镜显示舌后区略狭窄，会厌抬举及形态正常

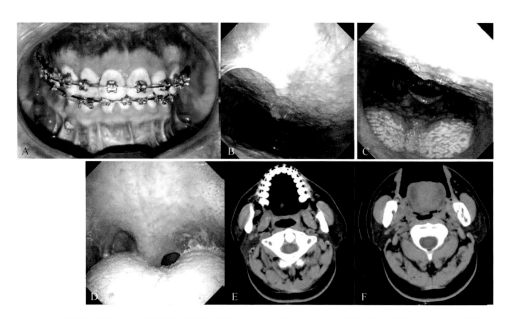

图 8-1　正颌外观像、电子喉镜及影像学检查。**A.** 外观像显示上下牙列正畸装置；**B.** 电子喉镜下软腭后区呈扁平型狭窄；**C.** 电子喉镜见舌后区狭窄；**D.** 咽腔舌位 Ⅱ 型，遮挡大部分腭弓和部分悬雍垂，软腭可部分显露；**E.** 上气道 CT 见软腭后平面扁平型狭窄；**F.** 上气道 CT 舌后平面明显狭窄